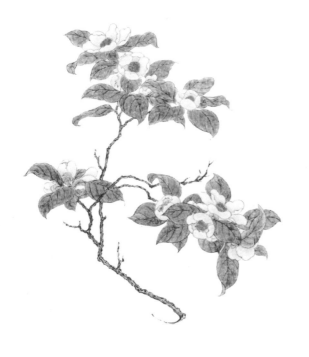

# 三师而行

## 中医防治肿瘤三十年心得

陈高峰　主编

U0379600

华南理工大学出版社
SOUTH CHINA UNIVERSITY OF TECHNOLOGY PRESS

·广州·

图书在版编目（CIP）数据

三师而行：中医防治肿瘤三十年心得/陈高峰主编. —广州：华南理工
大学出版社，2020.11

ISBN 978 - 7 -5623 -6491 -7

Ⅰ.①三… Ⅱ.①陈… Ⅲ.①肿瘤 - 中医治疗法 Ⅳ.①R273

中国版本图书馆 CIP 数据核字（2020）第 187782 号

SANSHIERXING——ZHONGYI FANGZHI ZHONGLIU SANSHI NIAN XINDE

三师而行——中医防治肿瘤三十年心得

陈高峰　主编

高海利　吴晋芳　副主编

---

出 版 人：卢家明

出版发行：华南理工大学出版社

　　　　　（广州五山华南理工大学 17 号楼，邮编510640）

　　　　　http://www.scutpress.com.cn　E-mail：scutc13@scut.edu.cn

　　　　　营销部电话：020 -87113487　87111048（传真）

策划编辑：陈苑雯

责任编辑：陈苑雯　唐燕池

责任校对：李　桢

印 刷 者：佛山家联印刷有限公司

开 　本：787mm×1092mm　1/16　印张：13.25　字数：231 千

版　 　次：2020 年 11 月第 1 版　2020 年 11 月第 1 次印刷

定 　价：59.80 元

# 主 编 简 介

陈高峰，广东省第二中医院肿瘤科主任，主任中医师，教授、硕士研究生导师，中华中医药学会肿瘤专业委员会常委，中国民族医药学会肿瘤分会常委，世界中医药学会联合会癌症姑息治疗研究专业委员会常务理事，广东省中西医结合学会肿瘤微创治疗专业委员会主任委员，广东省中医药学会肿瘤专业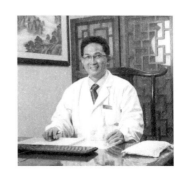委员会副主任委员，广东省中医药学会肿瘤康复与治疗专业委员会副主任委员，广东省中西医结合学会肿瘤康复与治疗专业委员会副主任委员，广东省中西医结合学会肝胆肿瘤专业委员会副主任委员，广州抗癌协会转移专业委员会副主任委员。

**专业成就：** 在国内外各类核心期刊发表专科论文 20 多篇，并任《中华医药杂志》常务编委、《现代临床医学全书》副主编。2006 年起受聘为硕士研究生导师，已培养硕士研究生近 20 名。从事中西医结合肿瘤内科工作 30 余年，擅长肿瘤中医药治疗、化疗、粒子植入、氩氦冷消融疗法、热疗、靶向治疗、经皮化学消融疗法、射频消融等多种治疗手段。在长期临床工作中，继承并深入发展了孙秉严老中医的"三印辨证"恶性肿瘤诊治方法，提出了"围三留一，开门逐寇"的学术思想，并在肺癌、胃癌、肝癌、大肠癌、淋巴瘤的临床应用中取得了较好的疗效，尤其是对乳癌、前列腺癌具有显著疗效。

**社会影响：** 2016 年 12 月组织成立广东省中西医结合学会肿瘤微创治疗专委会，至今已召开四届学术大会，共计邀请省内外专家及同行 500 余人到会；2017 年 4 月 26 日受邀参加广东广播电视台《名医大讲堂》主讲《肺癌的防治》；2018 年 6 月受邀参加广东广播电视台《百医百顺》节目主讲《了解癌症》系列专题。

# 前　言

　　提到癌症现在大家都不陌生，但在半个世纪以前，癌症对中国人来说还是一个比较陌生的词汇。在这短短的 50 年间，癌症的发病率和死亡率都已经排在前位。我们都熟知的香港歌手兼演员梅艳芳，40 岁时就因宫颈癌去世；1987 版《红楼梦》林黛玉的扮演者陈晓旭因乳腺癌去世等。据不完全统计[1]，2012 年全球新增的癌症病例为 1410 万，癌症导致的死亡人数为 820 万，预计到 2030 年，全球新增的癌症病例将达到 2600 万，死亡人数超 1700 万！以我们国家来说，全国每天约有 1 万人被确诊为癌症，特别是 40 岁以后癌症发病率快速提升，80 岁达到顶峰，导致很多人"年半百而终矣"。

　　随着癌症患者数量的日益增加，癌症的治疗方式亦有所突破。从我们熟知的手术切除、放射治疗、化学治疗、免疫治疗、内分泌治疗等，到近几年成为研究热点的基因治疗、靶向治疗等，现代科学技术的发展使得癌症的治疗方式发生了翻天覆地的变化[2,3]。让人感到困惑的是，随着医疗技术的不断改进，癌症的治疗手段虽愈加丰富和成熟，然而其临床疗效却并未得到实质性的提升。不可否认，医疗技术的进步的确为大部分初期、中期肿瘤患者带来了福音，但是让现代医学感到无措的晚期癌症患者，这一群人又该何去何从呢？肿瘤手术后多处复发转移、不能耐受放化疗副作用的患者又该如何选择治疗方案？如何在提倡精准治疗的同时提高患者的生活质量？到底是坚持"以病为本、以瘤为本"，还是选择"带瘤生存、求同存异"？这些问题至今仍在困扰着我们。

　　中医治疗肿瘤的效果是毋庸置疑的。中医治疗肿瘤的目的在于控制肿瘤，减轻患者临床症状，提高其生存质量，延长其生存时间。中医药作为肿瘤综合治疗的重要组成部分，其优势主要体现在[4]：①促进肿瘤患者手术后康复，减轻其并发症的发生率；②放化疗期间起到减毒增效的作用；③术后、放化疗后用药稳定病情，提高远期疗效，减少复发转移，延长患者的生存期限；④预防和治疗癌前病变；⑤对于恶性肿瘤晚期、不能手术及放化疗的患者可以使用中药改善其临床症状，提高其生存质量。

中医药作为中华民族原创的医药科学，注重辨证论治和整体观念，从宏观、系统的角度揭示了人的健康和疾病的发生发展规律，中医药治疗肿瘤亦是如此。中晚期恶性肿瘤患者的机体状态较差，过度的治疗手段严重耗损了患者的抵抗力（中医称之为正气），为再生癌创造了条件，可能反而会使患者的病情恶化。这是忽略了患者的整体情况，盲目地寄希望于消灭肿瘤的结果。针对这种情况，受启于明清医家提出的"带病延年""带疾终天"的论述，周岱翰教授[5]在20世纪90年代提出了"带瘤生存"的观点，将治疗重点放在延长患者的生存期上。2006年，世界卫生组织把肿瘤定义为慢性病，这种以控制肿瘤为主，旨在实现癌症患者长期"带瘤生存"的观点得到了更多临床医师的支持。时至今日，已经有越来越多的中医专家在中医治疗肿瘤、中医治未病方面提出了许多独到见解和成功经验，笔者将其收集并整理在本书的"经验荟萃篇"，希望能为各临床医师提供一些治疗思路。

此外，中医治疗肿瘤之所以能够发展壮大，有赖于国家对中医事业的扶持。20世纪50年代，毛主席提出："中国医药学是一个伟大的宝库，应当努力发掘，加以提高。"于是，最早的四所中医药院校拔地而起，为中医药的发展培养了数以万计的人才。20世纪80年代，国家将中医发展政策调整为"团结中西医"。20世纪90年代，中医发展政策再次调整为"中西医并重"。虽然中医的发展正在进行，但是西医的发展明显更快。目前国内大部分医院均以西医为主、中医为辅，中医的发展明显受到限制。党的十八大以来，以习近平同志为核心的党中央高度重视中华优秀传统医药文化的传承发展。习近平同志指出，中医药学是"祖先留给我们的宝贵财富"，是"中华民族的瑰宝"，是"打开中华文明宝库的钥匙"，"凝聚着深邃的哲学智慧和中华民族几千年的健康养生理念及其实践经验"，并明确提出"着力推动中医药振兴发展"，这些重要论述凸显了中医药学在中华传统优秀文化中不可替代的重要地位。笔者相信，在党和国家的支持下，中医的发展一定会越来越好！中医在人类健康中发挥的作用一定会越来越大！

编者

2020年1月

# 目 录

✦ **第一篇　历史渊源篇**

第一章　中医药治疗肿瘤并非天方夜谭　/ 3

第二章　中医与西医截然不同的肿瘤致病观　/ 6

第三章　中医治疗肿瘤的基本原则　/ 9

第四章　"围三留一，开门逐寇"治疗肿瘤的思想内涵　/ 12

第五章　对恶性肿瘤中医病因病机的思考　/ 14

✦ **第二篇　经验荟萃篇**

第六章　《黄帝内经》中关于肿瘤防治的启示　/ 19

第七章　肿瘤治疗的新思路——"三印辨证"　/ 29

第八章　子午流注抗癌疗法　/ 34

第九章　从圆运动古中医学中学习肿瘤防治　/ 40

第十章　中医针灸防治癌症　/ 72

第十一章　六经辨证治疗肿瘤疾病　/ 80

第十二章　情绪是治疗疾病的良药　/ 85

第十三章　"性理疗病法"——肿瘤治疗注重性、心、身的统一　/ 87

第十四章　体质因素与肿瘤发病密切相关　/ 90

第十五章　疏通经络的神奇力量——循环指压健康疗法　/ 96

第十六章　肿瘤血管生成与中医络病——病络的相关性　/ 100

第十七章　试从李居明五行改运学说防治肿瘤　/ 105

第十八章　刮痧疗法在临床中的广泛运用　/ 111

第十九章　细胞自噬与肿瘤防治——挖掘虫类药物的抗癌价值　/ 117

✦ **第三篇　临床体会篇**

第二十章　从生命本能感悟肿瘤治疗的新思路　/ 123

第二十一章　我的辨证论治肿瘤新观——肿瘤治疗需辨善恶　/ 125

# 目录

第二十二章　肿瘤常用中药及处方思路　/129

第二十三章　肿瘤治疗应统筹兼顾、调治脾胃　/133

第二十四章　癌性疼痛的治疗经验　/135

第二十五章　鼻咽癌的治疗经验　/139

第二十六章　癌性便秘的治疗——中药口服与灌肠　/142

第二十七章　肿瘤相关性失眠的治疗及思考　/146

第二十八章　化疗后胃肠道反应的中医治疗经验　/149

第二十九章　癌性腹水治疗经验　/152

第三十章　益气温阳法治疗癌性发热　/155

第三十一章　典型临床案例治疗心得　/160

## 第四篇　饮食调护篇

一、肺癌药膳方　/187

二、食管癌药膳方　/188

三、胃癌药膳方　/188

四、大肠癌药膳方　/189

五、肝癌药膳方　/190

六、乳腺癌药膳方　/190

七、宫颈癌药膳方　/191

八、膀胱癌药膳方　/192

九、前列腺癌药膳方　/193

十、脑瘤药膳方　/194

十一、外科手术前后患者饮食宜忌　/194

十二、放化疗期间患者饮食宜忌　/196

参考文献　/197

后记　/202

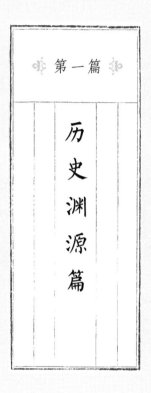

第一篇

历史渊源篇

# 第一章　中医药治疗肿瘤并非天方夜谭

中医的"中"字，不是指中国，而是指中道。中医是执中和谐、顺势利导的医学。中医不是对抗医学，不用对抗理念治病。中医药是我国传统文化的宝库，经过数千年的发展，目前已经形成了独特的理论体系，在实际的临床诊断与治疗中发挥着巨大的指导作用。然而很多人不相信中医，也不相信中医可以治疗肿瘤。其实在历史的长河中，我们的祖先与肿瘤的斗争史长达几千年，在这场斗争中，中医药发挥了举足轻重的作用。

我们先从肿瘤的文字来源说起。通过查阅相关古籍我们可以发现[6-7]，我国最早在商周时期就出现了与肿瘤有关的文字；在殷墟甲骨文中开始出现了"瘤"的病名；《说文解字》中对瘤的释义为："瘤，肿也，体内肿块"，这也是最早对肿瘤做出的明确解释；《黄帝内经》中也有关于昔瘤、肠覃、石瘕、积聚、噎膈、反胃等病症的记载，虽然没有写出具体的肿瘤病名，但是其临床表现的确与现代某些肿瘤的临床表现非常相似。

《黄帝内经》也对疾病发生的病因和病机作了相关阐述，其对于外感六淫致病的论著散于各个篇章，尤其注重寒邪致病，如《灵枢·水胀篇》中提出："寒气客于肠外，与卫气相搏，气不得荣，因有所系，癖而内著，恶气乃起"，指出寒邪致使气血不得流通，日久成癖。后代医家据此提出了肿瘤乃阴实积聚的理论。除了外感六淫，内伤七情同样是肿瘤发病的原因，如在描述"积聚"的成因时，提出"内伤于怒……而积聚成矣"，强调在治疗肿瘤疾病时，我们不仅要从药物着手，更要从情志着手。

除此之外，《黄帝内经》中提出的治疗方法对后世医家具有普遍的指导意义，是后世用来辨证论治肿瘤的理论基础来源，如《素问·至真要大论》谓："坚者削之，客者除之……，结者散之，留者攻之，燥者濡之，急者缓之，散者收之，损者温之……"我们也是在上述原则的基础上，采取解毒消瘤抗癌并注重补益患者正气的方法来治疗肿瘤。同时，我们现在所倡导的食疗、心理疗法其实早在《黄帝内经》中就有所描述，如《灵枢·师传篇》

中谓"告之以其败，语之以其善，导之以其便，开之以其所苦"。食疗在肿瘤防治过程中的作用不容小觑，对于饮食的作用，《素问·藏气法时论》中有"毒药攻邪，五谷为养，五果为助，五畜为益，五菜为充，气味合而服之，以补益精气"的说法。在肿瘤初期，人体正气尚存，而治疗使用的药物大多寒凉攻伐，易伤人体正气，如果结合食疗，不仅可以提高药物的疗效，还可以达到驱邪而不伤正的效果。

《难经》相传为战国时期秦越人所著，是对《黄帝内经》的进一步阐发。现代一些学者[8]研究发现，《难经》中专门有篇章对"积聚"做了相关描述，如第五十五难中对"积聚"的描述："肝之积，名曰肥气，在左胁下，如复杯，有头足如龟鳖状，久久不愈，发咳逆，疟，连岁月不已"，这相当于现代医学的肝脏肿瘤；"心之积，名曰伏梁，起脐上，大如臂，上至心下，久不愈，令人烦心"，这可能是现代医学的肝、胆、脾、胰、胃之肿瘤。东汉末年，张仲景所作的《伤寒杂病论》问世，书中对肿瘤的描述散见于各篇；又如《金匮要略·妇人杂病篇》中的描述："妇人之病……令阴掣痛……或引腰脊……久则羸瘦……"，与现代医学的女性盆腔肿瘤的临床表现相似，并指出肿瘤日渐发展会导致人体气血渐虚、消瘦羸弱，这与恶性肿瘤的消耗性特点符合。

晋唐时期，皇甫谧、葛洪、巢元芳、孙思邈等医家对肿瘤进行了进一步的探究，不仅分析了肿瘤发生的病因病机，更在此基础上提出了具体的治疗方案。除了中药内服治疗肿瘤外，他们还提出了另外一种治疗方法——针灸，这是后世用针灸治疗肿瘤的重要依据。如皇甫谧在《针灸甲乙经》中提出："饮食不下，鬲塞不通，邪在胃脘，在上脘，则抑而下之；在下脘，则散而去之"。唐代孙思邈在前人的基础上进一步将"瘤"细分为不同种类，如瘿瘤、骨瘤、脂瘤、石瘤、肉瘤、脓瘤及血瘤，并在《千金要方》中列举了许多治疗恶性肿瘤的药物。宋元时期，宋朝廷高度重视医药发展，主持编撰了《圣济总录》，其中有对"瘤"的明确定义："瘤之为义，留滞不去也"，提出肿瘤的发生是因为气血不通导致气血瘀滞体内，渐积成瘤。

以上都是以"瘤"为主要文字记载的证据，而以"癌"记载肿瘤则始于宋代。宋代《卫济宝书》[9]中首次出现了关于"癌"的记载，"癌疾初发，却无头绪，只是肉热痛，过一七或二七，忽然紫赤微肿，渐不疼痛……"，与现在肿瘤破溃后的临床表现十分相似。同一时期的杨士瀛在《仁斋直指方论》[10]中更明确地提出："癌者，上高下深，岩穴之状，颗颗赢垂……毒根深藏，方孔透里"。到了明清时期，各门派医家对肿瘤的生长、发展、预后及治疗方案记载得更加详细，且此时的医家已经完全沿用宋朝"癌"的病名，并开始出现关于"癌"的专篇论述，如窦汉卿的《疮疡经验全书》、王肯堂的《证治准绳》等，这些著作的出现标志着肿瘤作为一门专门的学科已经日渐成熟。

时至今日，中医治疗肿瘤的书籍数以万计，中医治疗肿瘤的专家学者们如雨后春笋，他们不仅在中医治疗肿瘤方面取得了较好的疗效，更是不遗余力地发掘中医经典，发皇古义，继承创新，形成一派欣欣向荣的学术景象。

# 第二章 中医与西医截然不同的肿瘤致病观

尽管目前西医对肿瘤产生的病因研究已经深入到细胞分子、基因等层面，但西医对其发生、发展机制仍未找到确切答案。中医在肿瘤病因方面与西医有着截然不同的看法。中医不细化到细胞分子、基因，而是从宏观视角把握肿瘤的生长和发展。

首先，中西医有着截然不同的人体观。中医在整体观的基础上看人体，看到的是一个肉体、能量、精神的集合体，包括人的经脉、络脉，是一个人的精、气、神的完整呈现。中医认为，无形之气决定有形之体。西医则是通过解剖、生理、病理等信息得到对人体的直观认识，包括血管、神经、骨骼、肌肉等。西医是看不到人体的无形之气的，只能看到有形之体。立足于截然不同的人体观，中西医治疗疾病的方法自然也不同。笔者认为，中医治病强调"道"，这个"道"包括儒家、道家、医家，在这样的思想前提下，中医通过调理无形之气治疗有形之体的疾病。而西医治病是一门操作性很强的技术，强调"术"，只针对有形之体。

其次，中西医有着截然不同的肿瘤病因论。《黄帝内经》提出，"邪之所凑，其气必虚"。肿瘤的发生也不外乎内外二因，内因多为脏腑气血亏损、正气不足，外因多为外感六淫、内伤七情、饮食不节、劳累过度、化学、物理、病毒、遗传等因素。内外因作用于人体，最终导致痰凝、毒聚、瘀阻于脏腑、经络、筋骨，久则聚结成积，发生癌肿。人体正气渐复，抵抗力增强，则毒邪难以复发；若正气难复，癌毒未能尽除，继续戕伐正气，则毒无所制，旁窜他处，瘀毒聚结成瘤而致肿瘤复发或转移。由此可见，正气亏虚是肿瘤发生转移的关键，正所谓人体所虚之处，即是留邪之地。

癌毒内伏是肿瘤发病和转移的前提。肿瘤患者的病理改变以痰、毒、瘀、虚最为多见。癌毒或有外受，如烟草、酒毒、药物、病毒、环境污染等；或有内生，如痰湿、瘀血久蓄体内，郁而生毒化热，最终导致痰、瘀、毒、热聚结成积，变生瘤病。除此之外，我们要清楚地认识到，由于古人和现代人的生活方式完全不同，因此饮食内伤也是现在肿瘤形成的重要因素。《黄帝内经》提出"饮食自倍，肠胃乃伤""膏粱之变，足生大丁"等，说明饮食导致脾胃功能失常是大多数消化道恶性肿瘤形成的重要因素。

很多现代医家认为，虽然外感六淫等致病因素可以对人体造成损害，但最终导致人体生瘤的原因在于内虚，只有外邪引起机体的反应和变化，改变了机体的内环境，才能形成肿瘤。这样的说法是存在理论基础的，《景岳全书》提出："脾肾不足及虚弱失调之人，多有积聚之病"，从中我们可以认识到脾肾不足以及气血失调的人是积聚病发生的高危人群。《古今医统》提出："气血日亏，相火渐炽，几何不致于噎膈"，噎膈的发生在于津液不足、气血亏虚、虚火内炽。如果人体正气充足，则外在致病因素难以入侵人体，同时正气也可以驱邪外出，保持机体健康；如果正气无法驱邪外出，使邪气留于体内，影响脏腑经络等的基本功能，则积聚病多发。

七情内伤也是肿瘤发病的重要因素之一。现代人生活压力大，情绪无法正常发泄，郁滞体内，进而影响津液布化，导致停津聚液，瘀血凝结，日久积聚成病，难以消散。这是一个从量变到质变的过程，正所谓"内伤于忧怒……而积聚成也"。

在以上几种常见的肿瘤病因的基础上，经过长期的临床实践，笔者发现肿瘤患者的血液大多呈现高凝状态，这其实可以理解为"瘀血状态"，这种瘀血状态亦是肿瘤的病因之一。

以上诸多因素都是肿瘤形成的原因，其中最主要的原因还是"无形之气"的力量。肿瘤作为在人体内生长的一个实体性物质，不可能一下子就长出来，一定是先有一股无形之气存在。这股无形之气不断生长、累积，慢慢就演化成了实体性的物质。笔者认为，肿瘤就是无形之气的深度郁滞（气郁、血郁、痰郁、火郁、湿郁、食郁），"日久郁滞而病"。

现代医学对于肿瘤的研究立足于科学技术的发展，各种精密仪器令人应接不暇，肿瘤形成的病理机制也愈来愈细化。从环境致癌因素、遗传易感因素、癌基因与抑癌基因，到糖代谢异常、mRNA、细胞微环境等，均与肿瘤的形成有关，基因突变及免疫逃逸是目前西医对于肿瘤病因的普遍认识。然而，我们仔细思考之后就会发现，其实中医、西医谈论的都是同一个东西。环境致癌因素难道不正是"邪之所凑，其气必虚"的最好解释吗？遗传易感因素、细胞微环境难道不正是"正气存内，邪不可干"的典型表现吗？

我们应该认识到，人体是一个统一的整体，一荣俱荣，一损俱损，内外因互相影响。肿瘤的形成并非一朝一夕之事，而是一个长时间的由内外因等各种致病因素共同作用的过程。同时肿瘤的治疗也非一时一朝之功，其治疗是一个缓慢的过程，如何在原有的治疗方案上寻找突破是所有临床医生首先要面对的问题。

# 第三章　中医治疗肿瘤的基本原则

第四版《肿瘤学》在绪论中提出，通过手术、放疗、化疗或者综合治疗，目前已经有30%以上的癌症有可能得到根治，然而还有70%的患者并不能得到根治[11]。如何为这70%的肿瘤患者提供更好的治疗方法是一个尚待解决的问题。肿瘤的治疗门类繁多，中医各派医家关于肿瘤的治疗方法不尽相同，但目前大体都遵循同一个原则：带瘤生存，求同存异。

肿瘤通过吸收人体精血生长。初期人体正气尚存，可用攻伐药物抑制肿瘤的生长；晚期恶性肿瘤的患者大多身体消瘦、精神疲倦、不耐攻伐，治疗重在补益。所以，如何在控制肿瘤生长的同时兼顾补益人体正气，是值得所有临床医生思考的问题。肿瘤的西医治疗技术日新月异，不可否认，西医对于初期、中期肿瘤患者的治疗是有效的，但是对于晚期、复发转移的患者，目前尚无完全有效的诊疗方案。而中医可以贯穿初期、中期、晚期肿瘤患者治疗的全过程，兼顾人体气血阴阳，配合现代医疗技术，增强治疗肿瘤的效果。因此中西医结合治疗肿瘤并不是相互取代，而是相互融合、互相渗透、扬长避短、取其精华。

中医辨证治疗肿瘤需要坚持局部与整体相统一、驱邪与扶正相统一、辨病与辨证相统一的原则，在这三大原则下采取不同的治疗方案，如扶正固本、清热解毒、活血化瘀、软坚散结、以毒攻毒等，接下来我们将逐一讨论。

（1）坚持局部与整体相统一，不统一时则需要进一步辨证。在肿瘤发生发展的过程中，局部受到病邪侵袭时会对人体产生不同程度的影响，从而出现全身各系统的功能失调和形态变化。同时，整体状态往往又会影响肿瘤的治疗效果，所以治疗前必须衡量患者的整体精神状态、机能状况、体质强弱、饮食睡眠情况等；其次，要详细掌握肿瘤的局部生长情况，观察其大小如何、有无破溃、是否转移等，对不同分期的肿瘤采取不同的治疗方案。对于身体状态、精神面貌、饮食睡眠较好，且肿瘤范围局限、癌性疼痛较少发生的患者，治疗应侧重局部肿瘤的消除；相反，对于气血虚弱、形体羸瘦、不耐攻伐、肿瘤浸润范围大、全身症状严重的患者，则应侧重于整体机能的调整。还有一些恶性肿瘤，整体和局部的临床表现刚好相反，比如全身症状表现为虚象的患者，局部表现为阳、热、坚、实，这时就需要我们仔细辨证，必要时甚至可以联合多种辨证方法，不必拘泥于一种辨证方法、一个方药。此外，在治疗全身状况较差的患者时，要特别注意顾护脾胃的功能，中气足可以增强患者的抗癌能力，从而延长患者的生存期限，提高生存质量。

（2）坚持祛邪与扶正相统一，必要时可调整扶正和祛邪的主次。肿瘤的生长是一个正邪力量不断斗争的过程，因此在肿瘤的治疗过程中，我们需要观察正气和邪气力量的对比情况，通过邪正之轻重缓急决定祛邪和扶正的主次。扶正的方法有很多，除了坚持药物治疗外，更重要的是让患者在日常生活中坚持锻炼身体以扶助正气，从而达到事半功倍的效果。这里说的锻炼并非指去健身房增肌减肥的锻炼，而是通过学习中国传统功法如气功、太极拳、导引等修身健体，达到天人合一的理想状态。祛邪，简单来说就是利用药物的偏性，或者通过针刺、艾灸等治疗方法达到祛除病邪、控制癌瘤的目的。在邪气偏盛、身体尚实时，坚持以祛邪为主、扶正为辅，若用药及时得当，可以快速抑制肿瘤的生长；在身体渐虚、气血均不足时，当先补益人体气血，待正气恢复后，再进行扶正抗癌。因此，在治疗过程中要坚持祛邪和扶正相统一，根据患者身体状态，或以扶正为主，或以祛邪为主，攻补兼施，随机应变，方能取得较好的治疗效果。

（3）坚持辨病与辨证相统一，若单纯辨病或辨证，用药的效果均不佳。辨证论治作为中医治疗疾病的核心思想之一，在任何疾病的治疗中都不应被轻视。首先，不同类型的肿瘤都有其自身的生理特性，对于不同肿瘤的治疗我们要坚持辨病用药，不能张冠李戴，这是治疗疾病的基本点；其次，对于同一肿瘤的不同生长阶段也需要辨证治疗、纵观全局、诊断清楚。那如果不同肿瘤类型出现相似的临床表现，我们可不可以用相同的方法来治疗呢？答案是肯定的。中医治疗肿瘤讲究灵活应变，这就是辨病与辨证相统一的内涵。现代医学更强调辨病，即按照不同的疾病类型进行治疗，然而肿瘤生长变化多端，如果单纯靠辨病治疗，不知变通，很难取得理想的效果。

此外，治疗肿瘤在坚持局部与整体相统一、祛邪与扶正相统一、辨病与辨证相统一治病原则的基础上，还应遵循以下三个基本理念：

（1）癌症属于内乱，治疗需要恩威并施、消灭与改造并举。恩威并施就是攻补结合治疗肿瘤。消灭和改造并举，首先需要明白消灭什么、改造什么。正如前面所说，正气亏虚是肿瘤发病和转移的关键，癌毒内伏是肿瘤发病和转移的前提。正气亏虚和癌毒内伏都是人体内部环境出现问题后导致的，正气亏虚是致病之本，癌毒内伏是致病之标。正气亏虚治疗以"补其不足"为基本原则，癌毒内伏治疗以"攻其有余"为原则。肿瘤的形成以机体内环境改变为基础，在这样的前提下，人的脏腑功能失常，一气周流次序发生改变，正常细胞发生异常变化，随着时间的推移最终发展成肿瘤。这种变异之后的肿瘤细胞，有些可以通过药物调理其偏性，使其不对人体造成伤害；还有一些肿瘤细胞已经完全异化为非正常细胞，单纯的药物调理难以使其回归本性，治疗时应直接消灭它，防止其继续危害人体，这就是恩威并施、消灭与改造并举的含义。

（2）癌症属于全身性的疾病，坚持综合治疗方能取得成效。首先，整体出现的各个症状需要综合治疗，不能见症治症、见瘤杀瘤；其次，治疗肿瘤的方法不应局限，应坚持各种治疗方法并重，择优取之，坚持中西医结合治疗，坚持中药内服、针刺、艾灸、推拿、刮痧等多种治疗方法并用。

（3）癌症属于慢性疾病，需要制定持久的抗癌战略。持久的抗癌战略并不是单纯的药物抗癌（中西药联合），而是包含了药物、生活方式、心理、饮食、社会关注等各个方面。坚持合理用药、调整不良生活方式、保持良好的心态、营养摄入均衡、合理锻炼、定期复查等都属于肿瘤治疗长期战略中的关键点。

# 第四章 "围三留一，开门逐寇"治疗肿瘤的思想内涵

　　"围三留一，开门逐寇"来源于《孙子兵法·军争篇》中的"围三阙一"，又名"围师必阙"，是孙武用兵打仗的八条原则之一[12]。行军打仗时，如果从四面合围敌人，反而会使敌方军队背水一战，与我方拼个鱼死网破，最后两败俱伤，胜败难定。相反，如果留一个缺口，敌军可以在逃跑和决死战之间选择，从而使敌方军心涣散，增加打胜仗的概率。但是，虚留缺口并非放任不管，而是在缺口之路上预设埋伏、增强兵力，然后抓住时机一举歼灭敌人，这样既可以减少我方的伤亡，也能增加获胜的概率。

　　医生治病如行军打仗，肿瘤治疗更是如此，只不过肿瘤这个敌人更加难对付，需要所有肿瘤科医务工作者的努力、患者及其家属的全力配合方能取得胜利。现代医学治疗肿瘤的三驾马车是手术、放疗、化疗，三驾马车齐头并进，力求置肿瘤于死地，最后的结果可能是肿瘤还没消灭，而人已西去。

　　西医将肿瘤的发病归咎于基因突变和免疫逃逸，二者本质上都属于"正虚"的范畴，也就是"本气自病"，这一点与中医理论并不冲突。正如《医宗必读》所言："积之成也，正气不足，而后邪气据之。"但肿瘤的发病仅因为此吗？答案是否定的。肿瘤发病除了"正虚"外，更重要的一点是"不通"！"正虚"导致机体自身的消化、排泄功能减弱，糟粕堆积，这些物质本来应该排出体外，但又因为气血循环不畅，前后二阴（二便）、毛孔腠理等正常通道堵塞而无法排出，逐渐积累在体内。因此，笔者认为在治疗肿瘤疾病时尤其要注意两点：一是要注意加强自身功能，增强人体正气，使一气周流运转不息，五行生克制化功能正常，力求正胜邪退；二是要积极促进机体进行自我调节，使孔窍通畅，排出糟粕污毒，使邪有出路。

　　对于大部分患者来说，引起疾病的真正原因还是自身正气不足，其他致病因素只是诱因。而增强正气、排出糟粕的治疗方法与"围三留一，开门逐寇"的思想内涵有异曲同工之妙。在肿瘤的治疗过程中，"围三留一"并非

字面上简单的"包围三个方向，留出一个方向"的意思，笔者认为其有着更加丰富的内涵。

人是一个整体，肿瘤也是人体的一部分，这是整体和局部的辨证关系。于人体而言，整体居于主导地位。通过强化整体的功能，整体必将战胜局部，这就是"围三"的含义，重点在于强化机体整体功能、培补正气。而针对体内糟粕堆积无法排出、日久化瘤这一情况，笔者认为治疗肿瘤与其闭门造车不如开门逐寇，这就是"留一"的含义。

在"围三留一，开门逐寇"思想的指导下，肿瘤的治疗思路更加明确。在顾护整体功能的前提下，通过"汗、吐、下、和、温、清、消、补"八法，促使肿瘤细胞凋亡，使糟粕或从汗出，或从二便下，或从胃呕吐出，或通过皮肤皮疹透发等。所以患者在用药之后若出现上述几种临床表现不必惊慌，这些都是正胜邪去的临床表现。但是医生仍需要谨慎对待，根据患者的精神状态、舌象、脉象、汗出多少及持续时间等各个方面综合判断，不能延误患者病情，有异常情况需要及时处理。这种祛邪外出的形式就如"腾笼换鸟"，清除糟粕垃圾，祛邪即是扶正。

举一个简单的例子，现代医学多根据瘤体大小、淋巴结是否转移侵犯、是否合并其他脏器转移三个方面对常见肿瘤进行分期治疗，中医不妨也借鉴这样的方法，将肿瘤按照好发转移脏器进行分类。笔者在临床实践中发现，肿瘤患者晚期转移多以三阴经为主。以肺癌为例，肺癌好发转移脏器为脑、骨、肝、肾上腺。当一个确诊为肺癌但尚未转移的患者前来就医时，我们的思路不能局限于治疗肺部肿瘤，还应注意补益患者正气，以保护脑、骨、肝、肾上腺等，谨防肿瘤发生转移；同时，在治疗肿瘤的过程中一定要保持二便通畅，使邪有出路，二便是祛邪外出的最佳通道。虽然整个治疗过程比较漫长，但用这样的方法治疗肿瘤，肿瘤不易复发，且对人体的伤害较小。

肿瘤的形成是一个"循序渐进"的过程，是脏腑与人体之间由协调到不协调的过程，肿瘤的治疗也是一个"循序渐进"的过程。正如伟大的领袖毛泽东主席所强调的"积小胜而成大胜"，医者在制定治疗方案时也需要如此。同时，在治疗过程中倘若只针对肿瘤实体，以瘤体大小的变化为治疗方向，那么患者的整体功能一定会受到影响，于患者无益；若以把握整体功能为治疗方向，培补正气为主，攻邪外出为辅，将会使治疗用药桴鼓相应，疗效提高。

# 第五章　对恶性肿瘤中医病因病机的思考

　　恶性肿瘤已经成为危害生命健康的首要疾病，中医对恶性肿瘤治疗的疗效取决于对恶性肿瘤病因病机的准确把握。现代中医学对恶性肿瘤病因病机的论述多沿用"三因学说"（即外感病因、内伤病因以及不内外因），但在临床实践过程中，笔者发现上述内容并不能解释肿瘤的病因病机，更不能解释同样的致病因素导致的肿瘤与内科常见病症在病性、病症、预后方面的不同。笔者认为，肿瘤发病有其独特的病因病机，肿瘤病因病机为阴阳失衡，阳气不足，瘤毒内生。阳气不足是致病基础，瘤毒内生是致病之因。阳气与人身无异于太阳与大地万物的关系，具体解释如下：

　　《黄帝内经》谓："阳化气，阴成形。"阳动而散，阴静而凝。"阳化气"与"阴成形"二者互为所用，"阳化气"使有形阴精化为无形之气维持人体脏腑百骸的生理功能；"阴成形"使无形之气或细小精微凝聚成有形之阴精。阳气作为人体运转之动力，是人体各项生理活动的基础。健康人体是以阳气为主导的动态平衡，阳主阴从，阳气不足，致"阳化气"功能减弱，体内有形之阴无法化成无形之气，"阴成形"太过，气血津液肆流，气滞、血瘀、痰浊内生（郁滞），日久变为瘤毒，发为肿块，或积于体内，或留于体表，实为肿瘤。因此治疗肿瘤重点在于消除产生肿瘤的无形病理产物，通过温补阳气，恢复"阳化气"的功能，为治未病之法。

　　另外，《圆运动的古中医学》认为，人身即一小宇宙，宇宙大气运动升浮降沉，人身一气运动亦升浮降沉，升浮降沉的圆运动而生中气。中气者（脾胃之气），人生命之由来。人身的中气，在胸下脐上之际，分布于整个人身体。中气如轴，四维如轮，轴运轮行，轮运轴灵。轴则旋转于内，轮则升降于外。由轮而轴者，由升降而成中气，是为先天；由轴而轮者，由中气而成升降，是为后天。

　　健康之人，中气充足，五行融合，故而不病。若中气不足，五行运动不圆，作用分离而不能融合，所以人病，此中医的病理。肿瘤病的病理亦然。

但肿瘤病又有其独特之处，即郁滞。有形之邪郁滞于脏腑经络，郁则热，热则毒，故而肿瘤局部热毒蕴结。中气不足、五行分离是整体功能不足，有形郁滞是局部功能失常。

有形郁滞在本质上为一气（阳气）周流不利，气血津液凝结成形而成肿瘤。治疗上，运动轴的旋转去运动轮的升降，或运动轮的升降来运动轴的旋转，使五行运动圆融而中气健运，此为整体的治法；在此基础上化郁通滞，是为局部的治法。整体治法是基础、是治本，局部治法是补充、是治标。

综上所述，阳气作为一身之本，阳气不足最终导致阳气在人体分配不均，五行运动不圆，继而脏腑功能失衡，气血失和，阴阳失调，百病由生，阳气对于人体的重要性不言而喻！阳气并非源源不竭，正如抛物线一样，青壮年时阳气充足，老年阳气渐衰。这解释了为什么老年是肿瘤的多发期，也同样提示我们阳气在肿瘤防治中的重要意义。

理解了肿瘤发病的病因病机后，其实肿瘤的防治并非想象中那么艰难。举个简单的例子，生姜就是一味常见的防治肿瘤的食物及药物。生姜味辛，性温，归肺、脾、胃经，具有解表散寒、温中止呕、温肺止咳以及解毒的作用。单味生姜虽不能治疗肿瘤，但生姜温胃，可以用于中气因虚不运导致的脾胃虚弱；生姜味辛，走窜性强，可以用于中焦脾胃壅塞不通的脾失健运；同时，生姜药物本身就是一个热源，进入人体经过消化吸收后更能补充人体因肿瘤消耗流失的阳气。此外，还可配合日常保健手法——按压阿是穴（疼痛反应点），按压阿是穴主要针对药物无法解决的阳气郁堵不通的问题，借助外力通达阳气至患处，可以疏通全身气机，减少人体有形郁滞的形成及阳气分配不均的发生。

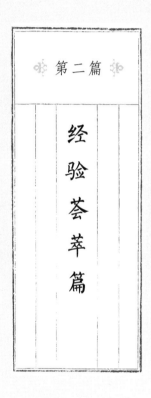

第二篇

经验荟萃篇

# 第六章　《黄帝内经》中关于肿瘤防治的启示

《黄帝内经》作为中国最早的医学典籍，是中医的四大经典之一，是中医理论体系的奠基之作。现在许多医家解读《黄帝内经》，字字斟酌、词词释义，深入浅出地讲解了古人先贤的养生治病方式，这也让笔者对肿瘤的防治有了更进一步的理解。现笔者将《黄帝内经》中的魂魄、四时八风、异法方宜单独列出来，深入探讨人体、自然环境、社会对肿瘤形成的影响，以期从肿瘤形成的内因和外因方面做好防护，尽可能通过非药物方法降低肿瘤形成的概率。

## 第一节　失神者死，得神者生也

"失神者死，得神者生也"源自《黄帝内经·天年》，笔者在初读时就在想，到底什么是"神"？它为什么能影响生死？首先，"神"是一个合力，是五脏六腑一起工作时产生的和谐共振；其次，"两精相搏谓之神"，母卵与父精结合产生新的生命，这个生命就是"神"。总而言之，"神"就是我们自己，既是我们的元神所在，也是我们工作生活的源泉。没有神，我们就只能做一个"脑死亡者"。神包含着三魂七魄，"魂魄必具，乃成为人"。何谓"魂"？何谓"魄"？传统上认为"魂"是离开人体后仍能存在的精神，"魄"是指依附于形体而显现的精神。魂和魄都是人"神"的体现，但二者之间又有明显的区别。魂与生俱来，父精母血结合时就产生了人的魂；而魄则是在人体肉身形成后，依附形体而产生的。魂的强弱和先天有关，魄的强弱和肉体本身有关。

道家认为人的魂魄由三魂七魄组成[13]，人的肉眼无法看到三魂七魄的形态，且目前的科学水平尚无法证明魂魄的存在及魂魄的组成是否正确。说到三魂七魄，大家或多或少都有一点敬畏。可以理解为，三魂七魄代表着不同层次和不同功能的神。道家云人有三魂，即胎光、爽灵、幽精；七魄代表着身体的自我保护功能，分别是吞贼、尸狗、除秽、臭肺、雀阴、非毒和伏矢。"心之精爽，是谓魂魄；魂魄去之，何以能久？"《说文解字》对魂魄有着不一样的认识，认为魂为阳气，魄为阴神，一阴一阳，并行共生，对人体产生深远的影响。接下来，笔者将结合一些现代学者[14]对三魂七魄的研究来解释其对于肿瘤发展的重要影响和对肿瘤治疗的重要意义。

三魂之"胎光"，太清阴阳之气也，属天，指人的元神。人的生命之光，是母胎带来的，主生命。胎光是三魂里最重要的功能，如果人的胎光被邪气侵蚀，则意味着人已病入膏肓，无力回天。

三魂之"爽灵"，阴气之变也，属五行，代表着人的智慧和能力，源于父亲。当人的爽灵受到影响时，特别是小孩子，就容易智商低下、反应迟钝。

三魂之"幽精"，阴气之杂也，属地，主生殖。不同性取向、性癖好的人，他们的幽精也不同，可以理解为他们的"幽精"出现了问题，但我们强调"各从其欲，皆得所愿"，所以只要按照天性去发展培养即可。三魂通过父母结合赋予我们，只要我们保护得好，一般不会出什么大问题。

七魄之"吞贼"。吞贼，相当于人体免疫系统里的吞噬细胞。晚上我们休息之后，白天招致的虚邪贼风、不良情绪开始在身体里面作祟，此时神在休息，魄开始工作。熬夜工作和娱乐，会直接削弱吞贼的功能。这就相当于在轮到它上场时却把它禁锢在身体里，久而久之，量变引起质变，质变产生异变。一开始人体会长出一些良性的异物，比如乳腺增生、卵巢囊肿、脂肪瘤、神经纤维瘤等。当这些良性的异己分子出现时，我们就要开始警觉了，要改变生活作息方式，快速恢复吞贼的功能。如果一意孤行，忽略身体的红灯，可能导致恶性肿瘤在身体里萌芽。其实，人的身体是很"聪明"的，当它给的警示被我们忽略掉后，它会采取其他方式让我们知道身体出了问题，但等到此时，吞贼往往已经完全丧失了工作能力。有时候我们觉得身体有点不舒服，去医院一检查，发现已经到了疾病晚期，延误了最佳治疗时机。肿瘤转移意味着我们的吞贼出现了问题。

七魄之"尸狗"。狗，看家护院，忠诚警觉。尸狗负责在人睡着之后保护人体。当身体里出现异己分子时，它一开始会吠，然后撕咬追赶，直到赶走异己分子。人在睡着之后仍有一定的警觉性，警觉性好的人在家里来小偷时能快速反应过来，这都是尸狗的功劳。有很多肿瘤患者来找笔者看病时的

第一句话就是"我睡不好，睡了又醒"；或是"我睡眠质量差，每天睡不醒，白天很困倦"，这都可以理解为患者的尸狗出现了问题。而睡眠和肿瘤患者的生活质量呈正相关，笔者一般会建议患者睡前在床上冥想 15 分钟，听一些轻音乐或者佛教禅音，让身心放松下来，让尸狗做好工作的准备；再口服一些健脾宁心的中药。只有睡得好，才能有精力对抗肿瘤。

七魄之"除秽"。秽，内秽，指身体新陈代谢产生的废物。我们提倡晨起之后排便，其实这就是除秽的工作之一。除秽工作的时间通常是晚上的九点到十一点，但是现在我们都人为地缩短了除秽的工作时间，甚至根本没有给它工作的机会。本来晚上九点它该工作了，而人们却还在觥筹交错、把酒言欢，身体残留下来的糟粕没有出处，只能在身体里沉积。现在很多人血糖高、血脂高，究其原因，是身体里的除秽出现了问题。我们都说小孩是最机灵的，眼睛清澈明亮，就是因为健康小孩除秽的功能正常，把秽物都排出体外了；而老人一般过了六十岁后眼睛开始变得污浊，就是因为除秽的工作能力变弱了。要想让我们的除秽认真工作，就要早睡，日出而作、日落而息是很有养生意义的。在未发病之前要养生预防肿瘤，那么在肿瘤形成之后呢？大部分肿瘤患者都伴有便秘症状，大便干结难解，腹部胀满不适，轻则一两天，重则一周。笔者认为这可能是肿瘤患者的"除秽"出现了问题。肿瘤会对正常人体的气血贯注、脏腑功能产生影响，依附于肉身生存的"除秽"自然也会受到损伤。

七魄之"臭肺"。臭通"嗅"，臭肺在人睡着之后负责调节人的呼吸。不知道大家有没有思考过，是什么在我们睡着之后控制我们的呼吸？人们刚睡着时呼吸是不均匀、深浅不一的，但是当进入熟睡状态后，呼吸变均匀，变得深而长。休息是我们生存所必需的，休是指人平躺下来的状态，息是指呼吸之间的停顿，休息可以理解为人平躺下来进行深而长的呼吸。但是现在很多人达不到这种状态，就算平躺下来，他整个人还是紧张的，精神高度紧张，臭肺便不能很好地工作。

七魄之"雀阴"。雀者，鸟也，雀阴负责帮助人体恢复生殖机能。青少年、成年男性出现晨勃，这是雀阴在起作用。若前一天晚上进行性生活之后，整个人处于疲惫的状态，但是第二天早上起来仍然有晨勃反应，代表雀阴工作能力良好。很多男性肿瘤患者早上起来是没有晨勃反应的，因为肿瘤的生长耗尽了气血，间接影响到雀阴的工作。还有一些阳痿、早泄的患者，一次性交之后需要间隔几天甚至几个月才能恢复正常，就是因为雀阴的功能变弱了，或是受到了邪气的侵扰，这样的患者若单纯补肾是很难恢复的。雀阴功能的正常与否可以预测疾病的发生，若雀阴功能长期丧失，则提示我们身体某些方面有异常的郁滞。

七魄之"非毒"。毒指某种物质、功能达到极点。非毒可以把我们身体里聚集起来的寒毒、热毒等分散开，然后驱散出我们的身体，在癌症初期的时候就将其扼杀在摇篮里。笔者一直持这样的观点，肿瘤的形成非一朝一夕之事，且大部分是在晚上形成的。晚上人体处于阴盛阳衰的状态，整个人都处于收敛状态，所以，晚上是邪气凝聚的时间，人体无法将凝聚起来的邪气分散，日久就会形成肿瘤。非毒可以将邪毒浊气分解，弥补夜间阳气无法顾护人体的缺憾。另外，非毒和吞贼、除秽是一起工作的，非毒将凝聚起来的邪气分散，吞贼将其吞噬，除秽将其排出体外。这是一个良性循环的过程，不管是哪一环节出了问题，身体都会出现问题。

七魄之"伏矢"。从小孩到成年人，我们的身体是不断生长的，这就是伏矢的作用。它的工作内容是促使人体产生新的能量，使我们早上起床时感到神清气爽、焕然一新。不同的人休息后的结果是不同的，有的人休息后很快就恢复了精神，但是也有很多人在休息后还是觉得累，打不起精神，这是因为伏矢出现了问题。伏矢的位置在人体的小腹关元穴附近，这个地方分布有大小肠。伏矢将身体摄入的东西进一步吸收，化生成精气供人体所需，这样早上才能恢复精力。

总而言之，只有三魂七魄都正常工作，人体才能保持平衡，肿瘤也就无处生长。笔者将三魂七魄的能力理解为机体的自我修复，中医治疗疾病是运用中药、针刺、艾灸等方法来增强患者自我修复的能力，是一种和解和治疗方法。这与西医采取的对抗治疗不同，发热就退热，便秘就用泄药，这样近期疗效虽明显，远期则不然。

## 第二节 异法方宜，适者生存

"黄帝问曰：医之治病也，一病而治各不同，皆愈何也？岐伯对曰：地势使然也。"

我们在一个地方生活得久了，身体自然而然就会形成和这个地区相对应的体质。人体会顺应天地的变化而产生相应的变化，所以，我们可以发现，某些地域的人患某种疾病的偏向性特别高，比如广东一带患鼻咽癌的人特别多。到底是什么原因造成了这样的地理差异呢？在日常生活中，我们如何避免成为肿瘤选择的"倒霉蛋"呢？对于不同地区罹患肿瘤的患者，中医根据地区差异和患者个人体质差异来调整治疗方案，与西医的标准化的治病模式有所不同。

"南方者，天地所长养，阳之所盛处也。其地下，水土弱，雾露之所聚也。其民嗜酸而食胕，故其民皆致理而赤色，其病挛痹，其治宜微针。"此处《黄帝内经》所言的"南方"并非指广东沿海一带，而是指湖南、湖北、江苏一带，但其描述却与现在的广东地区极为符合。南方的特点是阳气特别充足，天地所长养，植物繁茂生长，人体在南方处于"腠理开放"的状态，这是南方的优势所在。但同时，南方属于地势低下、雾露聚集的地方，湿气比较重，人体腠理开放，则湿热之邪易侵袭人体，使人易疲乏劳累，这也是广东人爱煲汤祛湿的原因之一。那么南方这样湿热并重的地方容易让人生什么肿瘤呢？——鼻咽癌。甚至有很多在成年之后移民国外的广东人，仍然是鼻咽癌的高发人群，这是由于小时候的生活环境造成的。其实，唐代孙思邈在其著作《千金要方》中也对此进行了解释："恶核……多起岭表，中土鲜有，南方人所食杂类繁多，感病易复不一，仕人往彼深须预防之，防之无法，必遭其毒"。他提出，由于地域环境及饮食习惯的特点，再加上情志变化，损肝伤脾，五志化火上炎，使身体产生异常变化，疾病就有机可趁。且鼻咽癌的生长位置深而隐蔽，古代医疗水平不如现在，往往容易复发。在临床工作中，我们发现鼻咽癌患者大多有吸烟饮酒史，嗜食海味，平时情绪极为暴躁。这为预防鼻咽癌提供了思路：首先要坚持"正气存内，邪不可干"的思想，在日常生活中做好保健工作，适当节制饮食；同时要调畅情志，通畅气机，从而预防鼻咽癌的发生。

"东方之域，天地之所始生也，鱼盐之地，海滨傍水，其民食鱼而嗜咸，皆安其处，美其食。鱼者使人热中，盐者胜血，故其民皆黑色疏理，其病皆为痈疡，其治宜砭石。"这里的"东方之域"指的是江浙一带。这个地方地理环境好，盛产鱼，人们不用过多劳作就能吃饱；其次盛产盐，老百姓说"宁无三日油，不舍一日盐"，盐是必需品。盐者咸也，入肾，肾属水，而心属火，主血脉，水旺乘火，所以说盐者胜血。首先，盐吃多了，会使血脉凝聚，血液黏稠度增高。血液凝聚在体表，就会产生热，体表就会长疮、痈、疖。其次，天气炎热，肌肤腠理疏松，所病为痈疡，治疗宜用砭石。砭石，就是用石头来治病，用石头怎么治病呢？将石头磨成比较薄的石片或细的石针，用来刺破皮肤达到排脓、放血的目的，把积在体表的热放出来，病就好了。

"西方者，金玉之域，沙石之处，天地之所收引也。其民陵居而多风，水土刚强，其民不衣而褐荐，其民华食而脂肥，故邪不能伤其形体，其病生于内，其治宜毒药。"西方（此处的"西方"指西北一带），五行属金，主肃杀，西风萧瑟，缺少生气。人在这个地方要使皮肤腠理收敛，使人体处于内收状态。西方的人住在窑洞里，墙体厚重，可以起到抵御风寒的作用。入秋之后，所刮之风夹杂着肃杀之气，容易伤人。西方水土刚强，由于天气和地势的原因，西方的水土所含营养物质较少，土地较贫瘠，较少植物生长。在西方生长的人也具有"刚强"的特点，即身体十分壮实，不容易出汗，皮肤腠理紧致，外邪难以通过体表进入人体，所以西方地域的人生病多为内受。不少长期生活在西方的人，来到水土旺盛、天气炎热的东方和南方往往不适应。东方人、南方人若体内有邪，可以通过发汗排出来，但西方人因为肌肤腠理紧致，不易通过出汗排毒，邪气积在体内，日久就会发展成严重的疾病，甚至是肿瘤。西方人吃的东西都偏于高热量、高脂肪，所以西方人多出现肠胃问题。此乃病不在表而在里，在治疗上需要换一种思路。"治宜毒药"，这里的毒药并不是我们如今理解的致命的毒药，而是指药物的偏性。里面的邪气出不去，就要依靠药物把它排出去，这就是毒药的作用。所以西方的人得注意两个地方：肺和大肠。这两个脏腑一旦出现问题，就有很大可能会发生恶性肿瘤。肺与大肠相表里，肺主皮毛，肺出现了问题，通过皮毛发散出去的通道受阻，大肠又因为饮食的原因通降功能下降，毒邪积聚在里，日久生癌。

"北方者，天地所闭藏之域也。其地高陵居，风寒冰冽，其民乐野处而乳食，脏寒生满病，其治宜灸焫。"北方天气寒冷，天地都属于收敛状态，地势高耸，风的温度很低。人的体质也就变得和地处西方的人一样，皮肤腠理紧致。生活在这个地方的人不是"乐野处"，而是不得不按照这样的方式去生活。而且北方人喜欢喝牛奶，牛奶偏凉容易导致脏腑寒冷，人的本能反应就在外面长出一层脂肪保护体内脏器，叫作满病。治疗时需要使用灸焫，灸焫就是现在的艾灸，通过艾灸温热的力量，慢慢温化体内的寒湿凝结，从而达到治愈疾病的目的。这给我们极大的启示。肿瘤的形成是一个"阳化气，阴成形"的过程，其本质为阳气虚。为什么会阳气虚？阴盛则阳虚。太多冰冷寒凉的东西积在人体，消耗人体阳气，就会导致阳气虚弱，无力温化。《黄帝内经》言北方人容易"脏寒生满病"，其实在现代这种现象更加普遍，特别是在冰箱出现后，很多人在寒冷的冬天也要去吃一些冰冷的东西，人为地将身体温度下调，为肿瘤的生长创造了有利的环境。

讨论了东、南、西、北四个方位的人在罹患肿瘤时不同的病因和治疗方法后，我们还需要明确一点：肿瘤的形成不仅是单纯的地域问题，形成肿瘤的高危因素在于地域差异所导致的不同饮食生活习惯。不同地区的人为了适应不同的地域环境，机体会产生变化，这种变化或好或坏，谁也没办法评定，目前也无权威可靠的数据可供参考。笔者期待以后在这方面的调查将更加完善，从而为预防肿瘤提供一些新的思路和方法。

## 第三节　虚邪贼风，避之有时

《素问·金匮真言论篇》这一篇讲述的是四时八风对人体的影响。有一句中医生经常挂在嘴边的话——"虚邪贼风，避之有时"。什么叫"虚邪贼风"？在弄懂这个问题之前，我们首先要明白什么叫"四时"，什么叫"八风"。

"风为百病之长"。"八风"是指从八个方向吹来的风，包括东、南、西、北四个方向以及它们的夹角东南、东北、西南、西北。每种风都有自己的名字和蓄积的能量。若风来自当令的季节，与季节气候相适应，叫作"实风"，主生长万物，促进人体生长发育；若风来自与当令相对的方位，与时令季节相反，叫作"虚风"，主摧残伤害，对万物有害。天时变化，人体也跟着变化。实风对人体有益，能使能量升发或能量收敛积蓄；虚风对人体有害，因此要提前做好保护措施，尽可能减少其对人体的损害。

"风从南方来，名曰大弱风，其伤人也，内舍于心，外在于脉，气主热。"前面我们提到南方水土弱，北方水土刚强，同样，南方来的风相较来说也是弱的，风名叫"大弱风"。但是这个"弱"并不是指它的致病能力弱，而是指南方的风徐徐而来，与北风那种肃杀之气不同，它给人的感觉是轻柔、温暖、积极生长的。

"南风生于夏，病在心，俞在胸胁"。南风生于夏，雨水充沛，炎热潮湿，鼓动心气，人们易觉心情烦躁、不欲饮食。那么病气聚集在哪儿呢？——"俞在胸胁"。"胸"在体表的穴位为胸胁正中，即两乳头中间的膻中穴，膻中是血气积聚的地方。有些患者胸闷不适的时候就开始不自觉地捶胸顿足，捶胸捶的地方就是膻中穴附近，捶一捶就舒服了。"胁"是指哪儿呢？胸的两侧为胁，胁的起点与腋窝相接触，而腋窝的下面是心包经的起点。心包经起点在乳头外上方，穴位叫天池穴，现代医学以乳头为中心把乳房一分为四，外上方的四分之一为外上胸腺，是乳腺癌的高发部位，对应的有中医的天池穴。"胁"的起点在极泉，腋动脉搏动处，意思是说人的心气像泉水一般涌出来。南风主热，鼓舞人的心气、气血，如果有一个适当的通道排泄多余热气，那么就使人不会烦躁郁闷。这个排泄热气的地方就是极泉。因此，当我们在夏季过于亢奋，难以入睡，甚至烦躁郁闷时，多揉一揉极泉、膻中、天池这些穴位，刺激穴位将体内多余的热气放出来，心情就会平静很多。

"风从北方来，名曰大刚风，其伤人也，内舍于肾，外在于骨与肩背之膂筋，其气主为寒也"。北方来的风，名叫大刚风，听到这个名字大家就会觉得这个风不简单，的确是这样。北风代表着一种寒冷、肃杀、黑色之气。"北风生于冬"，冬天此风寒冷、肃杀之气甚，所以很多人一到冬天就跑到海南去过冬了。但其实这种刚风也是我们人体所必需的，除了个别过敏体质和极度虚弱的人之外，我们都应该接受北风的洗礼。经过南风的"生长"之后，人体需要一个"藏"的阶段。

"北风生于冬，病在肾，俞在腰股"。冬季，北风的寒冷收敛之气能增强肾的封藏功能。如果肾的封藏不足，就会出现一系列"漏"的表现，如遗精、遗尿；如果肾的封藏太过，就会出现一系列"闭"的表现，比如尿不出来，以中老年男性患者居多，甚至长出尿结石。在冬季，我们讲究保暖，把整个人捂得严严实实，经过寒冷的北风一吹，整个身体处于防御状态。正常状态下，这个防御对人体是有益的，与南风的发散相辅相成，一阴一阳，一冷一热，一聚一散，人体随着天气的变化做出相应的改变，顺应天时生长收藏。那万一身体受了北风寒邪侵袭怎么办呢？"俞在腰股"——通过在腰、大腿上的穴位把它们发散出去。这个股是大腿的意思，千万别理解成屁股了。在腘窝有一个穴位叫委中，正常人这个穴位是凹进去的，若身体里面有邪气，这个地方就会鼓出来。腰上也有一个穴位，叫命门，很多人叫它生命之门。冬天受冷之后，觉得后腰发凉、僵硬，甚至疼痛不适，这个时候可以用艾灸慢慢地灸这个穴位，灸到微微发热的时候就好了。我们的身体真的很聪明，当你出现不舒服的时候，它都会告诉你病在哪儿，怎么去治疗。

"风从东方来，名曰婴儿风，其伤人也，内舍于肝，外在于筋纽，其气主为湿"。从东方吹来的风名曰婴儿风，东方主位为肝，五行属木。婴儿呱呱坠地给人什么感觉？春天般的生命力。一个新的生命诞生，离不开东风的作用。婴儿为稚阴稚阳之体，脏腑功能还不够完善，需要后天不断滋养。因此，东风虽然勃勃生机，但是力量不够强大，无力与西风直接对抗，故春季气候多变，时冷时暖，甚至出现"一场春雨一场寒""倒春寒"等现象。

"东风生于春，病在肝，俞在颈项"。东风起来之后，会将人的肝气升发起来，但如果升发太过，肝火太旺，就会出现爆发性肝炎、红眼病、脑出血、脑瘤等。足厥阴肝经的循行线路，从大脚趾沿着大腿、小腿内侧向上走，环绕阴器，然后绕到肚子里面，上行至胸腔后在章门、期门两个穴流出，最后至脑直冲百会。肝气太旺，气血上冲，这时人的血压就会升高，觉得头重脚轻，仿佛脚踩棉花，严重的时候甚至会脑出血。著名的老中医李可在治疗这样的阳气上浮的患者时，会采用一些质地沉重的药物，比如龙骨、牡蛎、贝壳类，使气血下行。那在气血升发不够的时候呢？春风吹来，开阖腠理，本来应该是生命力很旺盛的时候，但有些人却觉得情绪压抑，看到春天的生机勃勃之后，反而觉得自己一团糟，这个时候要怎么办呢？"春三月……天地俱生，万物以荣，夜卧早起，广步于庭，被发缓形，以使志生"，《黄帝内经》已经把方法告诉了我们，夜卧早起，在庭院里缓慢走路，让自己感受到春天生机勃发的力量。

"风从西方来，名曰刚风，其伤人也，内舍于肺，外在于皮肤，其气主为燥"。从西方来的风叫刚风，西风偏凉，其性质是往下降的，我们的肺主宣发肃降。但如果一直降的话，就容易产生忧伤情绪。西风伤肺气，人就开始打喷嚏、咳嗽、发烧，出现过敏之类的疾病。北京中医药大学的王琦教授认为人有九种体质，其中特禀质的人就是如此。

"西风生于秋，病在肺，俞在肩背"。秋风是从哪些地方进入到人的身体里面去的呢？——"俞在肩背"。背上有风门和肺俞两个穴位，风门和肺俞都是足太阳膀胱经上的穴位。风门位于第二胸椎棘突下旁开1.5寸，肺俞位于第三胸椎棘突下旁开1.5寸。风门、肺俞这两个穴位辅助人体把体内的邪气排走，若大量的凉风从这两个地方灌进去，就破坏了身体的平衡能力。笔者的诊室后面有一把风扇，前面有一台空调。广州的夏天很炎热，患者数量一多，空调、风扇都得开着。有一次笔者偶然发现，一些肺癌的患者在看病的时候就会说："陈医生，你这个风扇的风太大了，吹得我后背都进风了。"其实风扇的风并不大，旁边的其他患者都没有感觉到这个情况，但是肺癌的患者受不了。这可能是因为肺癌的患者本身肺的功能比较差，宣发肃降的能力不够，不足以把身体的邪气往外排，再有一股风从后背吹进来时，患者就会觉得格外不舒服。后来笔者让学生把后面的风扇关掉，这些患者就感觉好多了。

天有八风，我们讨论完了以上四个风，还有四个夹角的风。"风从西南方来，名曰谋风；风从西北方来，名曰折风；风从东北方来，名曰凶风；风从东南方来，名曰弱风。"以上每个风都有相对应的脏腑以及主病。怎么理解"经有五风"？其实就是八风触动人体五脏，产生一系列共鸣和共振，使某一脏的功能得到加强，某一脏的功能被削弱，这个时候，形成的内风叫作"五风"。正如我们前面所讨论的，《素问·金匮真言论篇》："黄帝问曰：天有八风，经有五风，何谓？岐伯对曰：八风发邪，以为经风，触五脏，邪气发病。东风生于春，病在肝，俞在颈项。南风生于夏，病在心，俞在胸胁。西风生于秋，病在肺，俞在肩背。北风生于冬，病在肾，俞在腰股。中央为土，病在脾，俞在脊。"脾脏在八风对应的是西南方来的谋风，对应的季节是长夏，"风从西南方来，名曰谋风，其伤人也，内舍于脾，外在于肌，其气主为弱。"

中医养生之道，讲究天人合一。不论三魂七魄还是四时八风，人要顺天行道，顺应大自然的规律养生行事。太阳升起降落，万事万物随之变化，就是天道。养生的范畴看似很宽泛，但对于每个人来说其实并不宽泛，每个人只要做到顺应天气的变化，适时地生、长、化、收、藏，就可以达到很好的养生保健效果。

# 第七章　肿瘤治疗的新思路——"三印辨证"

中医治疗肿瘤，关键在于辨证准确。但恶性肿瘤患者，特别是晚期肿瘤患者，其病因病机错综复杂，辨证尤为困难。孙秉严[15-16]在长期的临床工作中对癌症病因病机的认识有独到之处，创立了"三印、两触、一点"的诊断方法，至今仍适用于临床。接下来笔者将简单介绍其学术思想、诊断方法以及个人在临床中使用"三印辨证"的一些感悟，希望能起到抛砖引玉的作用。

## 第一节　基于整体观念参透肿瘤形成的病因病机

基于中医整体观念，人体五脏六腑、阴阳气血要保持平衡协调，人体和大自然之间要保持平衡协调，人与社会的各个方面也要保持平衡协调。人所得的疾病，包括肿瘤，都是违背了以上几种平衡所导致的。机体在致病因素的长期作用下所产生的痰、瘀、毒等病理产物相互交结，从而形成肿瘤。然而，笔者在治疗过程中却发现，按照一般的行气活血、化瘀通络、消食导滞、化痰散结等方法来治疗肿瘤并不能取得理想的效果。即使是从"邪之所凑，其气必虚"方面来理解，在治疗上采用攻补兼施的方法，仍不能获得满意的疗效。为什么恶性肿瘤的治疗达不到理想的效果？这需要我们以肿瘤的病因病机作为突破口。在这样的背景下，孙秉严提出了另外一个观点：肿瘤发生的内在因素是体内癌毒的蓄积。

汉代华佗所著的《中藏经》中有这样的观点：肿瘤的发生，非独气血壅滞所致，更有五脏六腑蓄毒的原因。这种认识直接把肿瘤发生的病因和一般的气血痰食壅滞区分开。也就是说，肿瘤的发生与体内的气血痰食壅滞以及癌毒相关。癌毒的产生源于先天正气不足和后天调养不足。一些久治不愈的疾病，更有可能产生癌毒。癌毒易与五脏六腑、经络气血交融，缓慢蓄积于体内，没有诱因时相对安全，待时机成熟后则发病，会造成较为严重的后果，一般难以治愈。

既然有癌毒，体内也必然会产生抵抗癌毒的力量。正气中用于抵抗癌毒的力量，可以称为"抗癌力"。癌毒的致癌过程就是癌毒不断消耗抗癌力直至压制抗癌力的过程。人患不患癌，取决于癌毒和抗癌力的斗争。癌毒蓄积，会迅速地消耗人体的精血津液，导致正气衰竭，直至死亡。因此，治疗癌症不仅需要控制癌毒的发展，还要提高人体的抗癌力。但是，抗癌力并不一定和人体正气成正比，同样是身体虚弱的患者，有的人患癌，有的人就不会患癌。一些身体强壮的人也会患癌，原因在于癌毒力量较强，在其蓄积的过程中消耗了人体的抗癌力，癌症的发生是因病致弱。在癌症的发生过程中，癌毒力量的强弱是决定性因素。

## 第二节　肿瘤辨证方法推陈致新

晚期恶性肿瘤患者的诊断并不容易，因为其病因各种各样，临床表现也各不相同。大实有羸状、至虚有盛候、阴阳格拒、虚实相兼、寒热错杂等均给临床诊断及辨证增加了难度。前文提到肿瘤是癌毒在体内蓄积不流、抗癌力不足导致的，但肿瘤在癌毒蓄积过程中的外在表现不明显，因此常常错过了最佳治疗时机。如何早期诊断恶性肿瘤成为临床提高疗效的关键。肿瘤发生之后，机体本身发生了错综复杂的病理变化，需要准确辨证，才不会发生误补、误攻之偏。基于以上考虑，孙秉严在传统辨证的基础上创立了"三印辨证"，通过局部望诊法寻找身体局部的特异反应来判断疾病、预判吉凶。笔者在临床上长期使用"三印辨证"观察患者，经过几十年的临床实践，发现"三印辨证"的确能对肿瘤的早期诊断和治疗起到指导性的作用。

"三印辨证"包括"三印、两触、一点"。"三印"属于望诊的范畴，包括舌齿印、腮齿印、指（趾）甲印，用来辨别人体的寒热虚实；"两触"属于触诊的范畴，包括触按胃脐和触按耳壳有无增生物，用来辨别体内瘀滞的有无；"一点"是查全身皮肤小白点，辨知毒结的有无。

## 一、三印

表1　三印结合所主症候表

| 证候 | | 甲印 | 舌印 | 腮齿印 | 临床意义 |
|---|---|---|---|---|---|
| 寒型 | 大寒 | 10指均无甲印 | ++ | ++ | 阳气虚衰，阴寒内盛。<br>患者见精神萎靡不振，面色苍白，嗜睡，心悸或失眠多梦，体胖倦怠，四肢厥冷，感冒不断。中焦脾胃功能不足，食后消化不良，食凉后腹胀加剧，恶寒，常见冷汗出，不喜欢空调风扇，大便溏结不爽，小便清长等 |
| | 寒 | 2个拇指甲印（+），余8指甲印（-） | + | + | |
| | 偏寒 | 甲印小而不全（3~7指有甲印，且小） | +或± | +或± | |
| 热型 | 大热 | 10指均有特大甲印 | - | - | 阳气偏盛，阴液相对不足。<br>患者见脏腑功能亢奋，面红耳赤、浑身燥热难安，脾气急躁易怒，脾胃功能好。不知疲倦，语声粗壮，喜冷喜凉，大便秘结，脉洪数有力等 |
| | 热 | 10指甲印（+）、较大 | - | - | |
| | 偏热 | 9~10指甲印（+），小指印微小，余一般 | -或± | -或± | |
| 寒热交错型 | 初期 | 10指均有特大甲印 | +或± | +或± | 心肾阳气不足。<br>肿瘤初期、中期仍以热为主，但已经有寒象表露，饮食渐减，不喜冷食，服用温热药物则缓；后期以阴类表现为主，但寒中亦有热象 |
| | 中期 | 10指甲印特大，赤白际似有虚线出现 | + | + | |
| | 后期 | 10指大甲印隐约，赤白界限若失 | ++ | ++ | |

注：甲作为人体的一部分，分为甲缘、甲体、甲根三部分，其中甲根部白色半月状弧（月痕）是指甲的新生部分。正常甲印在两手数目应为8个，即除去两个小指之外，其余8指都有甲印。甲印的大小从甲根向甲缘起应为2 mm左右。甲印的边缘整齐、清晰，中部突出饱满。

笔者认为抗癌力即为人体阳气。"阳化气，阴成形"，肿瘤患者多为阴实证，阳气不足，抗癌力被严重削减，阴寒性物质在癌毒诱因下逐渐积聚成肿瘤。因此大部分肿瘤患者表现为阳虚证，甲印偏少，小而不全，舌齿印、腮齿印明显。《素问·生气通天论》言："阳气者，若天与日，失其所，则折寿而不彰，故天运当以日光明。"人体阳气如照拂万物的太阳，阳气充足，则寒邪无法侵袭人体；阳气不足，不仅外寒入侵，且内寒自生。阳虚加快了阴寒成为阴实的速度。因此，在治疗上，扶阳是治疗阳虚型肿瘤患者的着手点。在临床实践中，可在活血化瘀、消食化痰的基础上加辛温回阳的药物，如炮附子、干姜、肉桂等，以补充热量、驱散寒气，使瘀散气行，阳气来复。

## 二、两触一点

表2　两触一点的要点、临床意义和治疗方案

| 分类 | 触诊要点 | 临床意义 | 治疗方案 |
|---|---|---|---|
| 触诊耳壳反应物 | 耳壳上某一部位增厚或出现结节，质硬而固定，大如蚕豆，小如绿豆或米粒，数量1~2个，捏之疼痛，在一侧或两侧耳壳内出现 | 气血凝滞不通 | 活血、化瘀、通络 |
| 触诊胃脘部和脐左旁 | 触诊中脘穴和脐左侧寸处有无板滞感 | 肝气郁滞不舒 | 行气、破瘀、攻下 |
| 查全身皮肤小点 | 检查全身皮肤表面是否有乳白色小点，白点边缘清晰，大小不等，中央有凹陷，局部无痛痒，无脱屑、角化、溃疡、萎缩等现象 | 癌毒蓄积，表现于外 | 攻下逐癌 |

两触一点，是体内癌毒盛衰在体表的表现。两触一点为阳性，揭示癌毒强盛，抗癌力弱，急需攻逐肿瘤，增强人体抗癌力。肿瘤作为有形实邪、癌毒高度集中之处，治疗当破、当攻、当下，采用攻下破瘀药物，如三棱、莪术、桃仁、红花、牵牛子、槟榔和大黄等，具体剂量根据两触一点指征的轻重选择，临床无统一的剂量参考。

为什么癌毒显现于体表，会出现耳壳增生硬结、腹部板滞感、皮肤小白点呢？肝气郁滞不疏是主要原因。肝气不升，中焦脾胃之气失常，脾不升清，胃不降浊，故见腹部板滞感；气血运行紊乱，分布不均，故见全身散在

小白点；耳壳硬结以肝癌患者多见，提示肝气郁结与耳壳硬结之间存在一定关系。

　　传统中医辨证有六经辨证、八纲辨证、卫气营血辨证、三焦辨证等，由于医生个体差异、感官灵敏度等因素，实际运用时存在主观性强、缺乏量化指标等缺点。而"三印辨证"主要是通过观察患者的甲印、舌印、腮印的数量及变化来辨明身体的虚实，在临床中可取得较好的效果。2009 年，笔者在广东省第二中医院肿瘤科成立了专门的课题组，共选取了 100 位患者入组，采用"三印辨证"和八纲辨证来辨别肿瘤的虚实，结果提示两种辨证方法在辨证结果上具有惊人的一致性[17]。由于"三印辨证"观察项目少、可量化，与传统辨证方法相比，具有操作简单、影响因素少、易于临床推广应用等优点，弥补了传统中医诊断方法操作不明、主观性强、四诊标准化不足等缺陷，更能辨明虚实，使恶性肿瘤辨证更加客观化、标准化，准确性更高，对临床辨证用药有一定的指导意义，值得临床推广应用。

# 第八章　子午流注抗癌疗法

《黄帝内经》节选子午流注原文：

子午流注者，谓刚柔相配，阴阳相合，气血循环，时穴开阖也。何以子午言之？曰：子时一刻，乃一阳之生；至午时一刻，乃一阴之生，故以子午分之而得乎中也。流者，往也。注者，住也。天干有十，经有十二：甲胆、乙肝，丙小肠、丁心、戊胃、己脾、庚大肠、辛肺、壬膀胱、癸肾，余两经，三焦、包络也。三焦乃阳气之父，包络乃阴血之母，此二经虽寄于壬癸，亦分派于十干，每经之中，有井、荥、俞、经、合，以配金、水、木、火、土，是故阴井木而阳井金，阴荥火而阳荥水，阴俞土而阳俞木，阴经金而阳经火，阴合水而阳合土。经中有返本还元者，乃十二经出入之门也。阳经有原，遇俞穴并过之，阴经无原，以俞穴即代之。是以甲出丘墟，乙太冲之例。又按《千金》云：六阴经亦有原穴，乙中都，丁通里，己公孙，辛列缺，癸水泉，包络内关是也。故阳日气先行，而血后随也。阴日血先行，而气后随也。得时为之开，失时为之阖，阳干注腑，甲、丙、戊、庚、壬而重见者气纳于三焦；阴干注脏，乙、丁、己、辛癸而重见者，血纳包络。如甲日甲戌时，以开胆井，至戊寅时正当胃俞，而又并过胆原，重见甲申时，气纳三焦，荥穴属水，甲属木，是以水生木，谓甲合还元化本。又如乙日乙酉时，以开肝井，至己丑时当脾之俞，并过肝原，重见乙未时，血纳包络荥穴属火，乙属木，是以木生火也。余仿此。俱以子午相生，阴阳相济也。阳日无阴时，阴日无阳时，故甲与己合，乙与庚合，丙与辛合，丁与壬合，戊与癸合也。何谓甲与己合？曰：中央戊己属土，畏东方甲乙之木所克，戊乃阳为兄，己属阴为妹，戊兄遂将己妹，嫁与木家，与甲为妻，庶得阴阳和合，而不相伤，所以甲与己合。余皆然。子午之法，尽于此矣。

子午流注学说在我国历史悠久，早在两千多年前《黄帝内经》就对其作了详尽的阐述："子午流注者，谓刚柔相配，阴阳相合，气血循环，时穴开阖也"。在中华民族传统医学的宝库中，子午流注学说是极具特色的理论。

子午指时辰，流是流动，注是灌注。子午流注理论将一天分为十二个时辰，分别对应十二地支，与人体十二脏腑的气血运行及五腧穴的开合规律相结合。在一日十二时辰中，人体气血首尾相衔地循环流注，盛衰开合，有时间节奏、时相特性。其在现代医学上的应用叫作时间生物学。中山大学肿瘤防治中心的冼励坚教授提出，时间生物学是根据人的疾病情况和某些周期性变化的特征，结合时间药理学等特点，择时给予药物或其他治疗措施，以期获得最大疗效、最低毒副作用，达到提高患者生存质量的目的。在肿瘤化学治疗的领域里，引入时间治疗学的概念，从而开拓出"时间化学治疗学"这一崭新的研究领域，并且在肿瘤的另一项治疗手段——放射治疗中，也开始出现关于时间治疗学研究的报道。在此背景下，子午流注抗癌法开始成为研究热点。简单来说，子午流注抗癌法就是因时、因病、因人、因地诊治疾病，准确、有效地调整患者的气血、脏腑、阴阳平衡，在特定的时间点采取治疗措施杀灭癌细胞，恢复患者气血正常的运行，从而达到缓解疾病的目的。子午流注在中医的许多治疗方法中均有涉及，许多专家学者均有自己的应用体会，这里不再赘述，此处主要讨论子午流注和肿瘤预防及治疗的关系。

子午流注把脏腑和天干地支相对应。地支与五脏六腑相配：子胆、丑肝、寅肺、卯大肠、辰胃、巳脾、午心、未小肠、申膀胱、酉肾、戌心包、亥三焦。天干与五脏六腑相配：甲胆、乙肝、丙小肠、丁心、戊胃、己脾、庚大肠、辛肺、壬膀胱、癸肾。《黄帝内经》言："子时一刻，乃一阳之生；至午时一刻，乃一阴之生，故以子午分之而得乎中也。"意思是说，如果将人体气血运行比作水流，从子时到午时，随着时间的变化，人体出现从阳到阴的转化，而子时、午时就是阴阳转化的分界点。人体阴阳盛衰、营卫运行、经脉流注、时穴开阖等，都具有与自然界同样的节律变化。阴阳各经的气血盛衰有其固定的时间，气血迎时而至为盛，过时而去为衰。逢时而开，过时为阖，定时开穴，方可有效地调和阴阳，纠正机体偏盛偏衰。一日十二个时辰，人体气血每一个时辰流经一条经脉，流注次序是，寅时肺经—卯时大肠经—辰时胃经—巳时脾经—午时心经—未时小肠经—申时膀胱经—酉时肾经—戌时心包经—亥时三焦经—子时胆经—丑时肝经，最后再流入肺经，首尾相接，如环无端，概括来说就是"肺寅大卯胃辰宫，脾巳心午小未中，申膀酉肾心包戌，亥焦子胆丑肝中"。

子时（23点至1点）胆经旺，胆汁需要代谢。人在子时入眠，胆腑方能完成胆汁的代谢。"胆有多清，脑有多清"，在子时前入睡者，晨醒后头脑清醒、气色红润。反之，子时不入睡者，日久面色青白，易生肝炎、胆囊炎、结石等病；亦有出现胆怯者，惶惶不可终日。

丑时（1点至3点）肝经旺，此为养血的最佳时辰。"肝藏血"，人的思维和行动离不开气血，而血液的新陈代谢通常在肝经最旺的丑时完成。《素问·五脏生成篇》曰："故人卧血归于肝"。安静入眠时血液大量回肝，肝内血液充足，肝经旺盛，可维护肝的疏泄功能，使之条达，充分发挥解毒的作用。此时熟睡，胜过其他时间。如果丑时不入睡，肝还在输出能量支持人的思维和行动，就无法完成新陈代谢，人表现为面色青灰、急躁易怒，易生肝病。如果一个患者说自己在凌晨1点到3点持续性失眠，伴有肝区疼痛不适，面色青灰，提示肝病的可能性大，需要警惕肝癌。另外，如果其他部位发生肿瘤的患者在凌晨1点到3点经常性失眠，要注意预防肿瘤肝转移，及早使用养肝护肝的药物。

寅时（3点至5点）肺经最旺。肺朝百脉，负责将人体的新鲜血液输送到百脉。《素问·经脉别论》言："脉气流经，经气归于肺，肺朝百脉，输精于皮毛。"血的运行要依赖气的推动，肺主呼吸，调节全身的气机，寅时肺经旺盛，有助于肺气调节气机、输布血液。倘若肿瘤患者晚上睡觉时易在寅时醒过来，对于这一类患者，我们要警惕肿瘤肺部转移的可能。一般来说，肺在工作的时间人不容易醒，这样才能将全身气血输送到它该去的地方，所以这个时间容易醒可能是肺出现了问题，应该提前预防。

卯时（5点至7点）大肠经旺，利于排泄。"肺与大肠相表里"，寅时肺经最旺，肺将充足的新鲜血液布满全身，并促使大肠经进入兴奋状态。大肠负责吸收食物中的水分与营养，排出机体新陈代谢产生的糟粕，此时可多饮水，使大肠充分吸收水分，促进排泄。排泄结束后，可做提肛运动，有利于预防便秘、痔疮、脱肛等疾病。然后，打开窗户通风透气，有利于肺吸收新鲜空气，促进气血输布运行。在早上5点到7点起床时，宜先伸展肢体，接着慢慢坐起，做一些养生保健的小动作，如轻叩牙齿、双手搓面、转动肩膀等，然后喝一杯温开水协助排便，这些是日常生活中预防大肠癌的有效方法。

辰时（7点至9点）胃经旺，利于消化。此时胃消化的能力增强，需要补充充足的营养，是进食早餐的时间。现在胃癌的发病人群越来越年轻化，在笔者的门诊中，很多胃癌患者一开始只是胃不舒服，以为是胃炎发作，吃点胃药就没管它了，后来胃痛得无法忍受了，一检查，胃癌！当笔者问及他们的饮食习惯时发现，大部分胃癌患者都有不吃早餐的习惯，或者早餐就喝一杯豆浆，或者在路上边走边解决，这样的饮食习惯非常不好！可是不少人都不以为然，在他们看来，早上多花半小时吃早餐，还不如多睡一会儿。可这样一来，当胃分泌胃酸开始工作时，胃内空无一物，久而久之，胃黏膜受损，慢慢就会生病。但需要注意的时，早餐宜清淡，要注重营养搭配，不宜过饱。为什么这么说呢？这和我们的工作时间相呼应，饮食入胃，胃就需要调动全身气血来消化食物，如果全身气血都用于协助胃消化食物了，人就会觉得困，反应变迟钝，思考能力变慢，所以早上饮食宜清淡，不宜过饱。

巳时（9点至11点）脾经旺，利于生化气血。脾主运化，脾统血，脾为气血生化之源，与胃同为后天之本。"饮入于胃，游溢精气，上输于脾，脾气散精，上归于肺，通调水道，下属膀胱，水精四布，五精并行"。脾经旺盛时可运化水谷，升清化浊，为身体提供能量和动力；脾经不旺盛则无法为人体提供充足的营养，整个人就会疲倦乏力，抵御外邪的能力下降。"脾开窍于口，其华在唇"，看一个人脾胃好不好，就看其嘴唇的血色，脾的功能好，消化吸收好，则气血充盈、唇色红润。

午时（11点至13点）心经旺，有利于周身血液循环。《素问·痿论》曰："心主身之血脉""心主神明，开窍于舌，其华在面"。心经旺盛，推动血液运行，可养神、养气、养筋。午时一阴生，阴主静，不宜剧烈运动，应在午时小憩片刻，重在养心。养心可使人们下午精力充沛。有些医生中午是没有休息时间的，其实这样是不好的，医院不仅要为患者考虑，也要多为医生的健康考虑，身为医生而不知养生是可悲的。午时是午餐时间，经过一个上午的忙碌，胃已经是空空如也，吃过午餐之后小憩一会儿，可以明显减轻疲倦感，提高工作效率。另外，心脏疾病患者在此时配合用药可以较快地获得成效。

未时（13点至15点）小肠经旺，有利于吸收营养。《素问·灵兰秘典论》曰："小肠者，受盛之官，化物出焉"，小肠接收经胃初步消化的食物，泌别清浊，把水液归于膀胱，把糟粕送入大肠。胃、脾、小肠是同一条消化战线上的战友，哪怕倒下一个，都会影响战斗的成败。胃癌、肠癌患者大多数胃口不好，人体消瘦，生活质量变低。此外，未时不适合高强度工作，人的精力是有限的，到了下午，人的精力通常没有上午旺盛，工作效率不及上午，提倡尽量把最困难、最棘手的工作在上午完成，下午做简单的杂事。

申时（15点至17点）膀胱经旺，有利于排泄水液。前面提到的七魄之一"除秽"，是将人体在夜间新陈代谢产生的糟粕在第二天清晨排出体外。而申时是将白天积累的糟粕排泄的时间段。这个时间点，人们经过一天的劳作已经非常疲惫，不管是工作上遇到的不顺心、与人争吵带来的不良情绪，还是白天饮食消化后残留的糟粕，在此时都要得到释放。笔者提倡早上和晚上都要排泄，因为早上排掉的是饮食消化后的糟粕，而晚上排掉的是白天工作的不良情绪。这样的一个循环才是人体正常代谢的过程。膀胱储藏水液和津液，水液排出体外，津液留在体内。正常人的小便清亮微黄，温度不热不冷，尿量不多不少，无尿频、尿痛、尿涩等。泌尿系统肿瘤，比如膀胱癌的主要临床表现是血尿，随着病情发展，血尿颜色由浅红色至暗红色，最后变成深褐色，甚至伴有尿时刺痛、尿道灼热。笔者建议膀胱癌患者不论是采用何种治疗方法，都把治疗时间定在下午3点到5点为好，在膀胱经最旺盛的时间祛除癌毒，可以达到事半功倍的效果。

酉时（17点至19点）肾经旺，经申时人体的排毒，酉时有利于贮藏一日所养脏腑之精华。《素问·上古天真论》言："肾者主水，受五脏六腑之精而藏之"，肾所藏的精气包括"先天之精"和"后天之精"，前者是禀受于父母的生殖之精，与生俱来；后者为水谷之精气，是由脾胃运化而来。肾中精气是机体生命活动之本，肾经的旺盛，对机体各方面的生理功能均起着极其重要的作用。笔者是不提倡夜跑的，酉时到戌时之间，阴气的力量逐渐强大，阳气逐渐内收。晚餐后适宜在家休息，或者在花园里散散步，保持平和的心态，到21点就应该去睡觉，为第二天的工作做好准备。这个时候夜跑出一身汗，腠理开泄，虚邪贼风就进来了，人体开始病理性亢奋，甚至夜跑完还叫上一帮朋友去喝酒吃饭，吃一堆海鲜，喝几瓶冰啤酒，折腾到凌晨一两点。得了病之后又怨天尤人，其实是之前不懂得爱惜自己罢了。

戌时（19点至21点）心包经旺，可增强心的力量。心包经是心之外围，有保护心脏的作用，此时最宜步行，可增强心功能。和酉时一样，"神内舍于心"，心是神的住所，你要是瞎折腾，让你的神无处可归，那么就很危险了。有的人突然感觉心脏扑通扑通地跳，心慌难以自持，明明是在平静状态下，怎么会这样呢？在现代医学中这叫心律失常。西医在治疗心脏病方面有优势，笔者不反对用西药。但西药停用后，心律失常易复发。西医重在治病，中医重在治人，两者侧重点不同罢了。心包戌时旺盛，可以帮助清除心脏周围的外邪，"心脏本身不受邪，心包代之受邪"，心包做护卫，使心脏功能处于完好的状态。

亥时（21点至23点）三焦经旺，有利于通行气血。《中藏经》认为三焦"总领五脏六腑、营卫经络、内外左右上下之气；三焦通，则内外左右上下皆通也，其于周身灌体，和内调外，荣左养右，导上宣下，莫大于此者也"。所以，此时进入睡眠，百脉得以休息，对身体十分有益。

除了以上提到的每个时辰的养生保健之外，子午流注抗癌疗法还可以在中药的使用上起到指导作用。根据人体固有的时间节律择时用药，以期发挥更好的治疗效果。一天中，人的气血运行是有规律的，阴阳消长之间如何用药？阳药用于阳长之时，阴药用于阴长之时，升药用于阳升之时，降药用于阳降之时。夜半一阳生，过了0点阳气缓慢生长，阴气缓慢减少，到12点阳气最为旺盛。如果需要扶阳益气祛邪，宜早晨或者上午服用中药。午时一阴生，如果需要借助阴气祛邪，如滋补阴血、收敛固涩、镇静安神、清热解毒等，适合在傍晚或者午后服用。治疗肿瘤，特别是晚期肿瘤患者，体质虚寒，"癌毒"与痰瘀搏结，借助上午阳气升浮的时辰服用温阳散寒的药物，往往能提高临床疗效。另外子午流注针法也是目前的研究热点之一，子午流注针法是在子午流注理论指导下创立的一种针灸治疗针法，强调时间因素对针灸效果的影响，其原理是人体经脉的气血流注随着时间的不同有着盛衰开阖的变化，通过把握时间、按时取穴，从而协调人体的气血阴阳。

# 第九章　从圆运动古中医学中学习肿瘤防治

《圆运动的古中医学》为彭子益遗作，该书以《易经》河图中气升降运动之理，破解《内经》《难经》《神农本草经》《伤寒杂病论》《温病条辨》的千古奥秘。肿瘤是目前医学界的一大难题，中西医的治疗效果皆不理想。笔者将圆运动理论用于肿瘤患者的治疗，常获良效。故本章通过分析《圆运动的古中医学》的基本原理，介绍肿瘤病之生理、病理和医理，以探索古中医学在肿瘤疾病治疗的价值。

## 第一节　圆运动古中医医学的基本原理

### 一、对圆运动的系统认识

#### （一）对阴阳、五行的认识

地球围绕太阳公转，产生春夏秋冬四季，公转一周即为一年。地球自转，产生白天黑夜，自转一周即为一天。无论地球公转或自转，太阳对地球大气的影响，本质上是太阳辐射至地面热量的增减循环。太阳辐射地面之时，光热充足，为阳；反之，没有光热，为阴。阴阳相对，阳性上升，阴性下沉，阴阳交合，相伴相随，升浮降沉一周则生中气，中气为生物生命之根基，这就是大气圆运动。

一年四季中，夏季太阳辐射到地面的光热最多，此光热即为火。热则上浮，故夏季大气热浮而属火气；夏季太阳旺于南方，故南方属火气；一日中午时太阳的热辐射到地面的最多，所以午时亦属火气。春分至立夏的热，其气升浮，称为君火；小满至小暑的热，其气下降，称为相火。秋季，太阳往南，辐射到地面的光热渐少，大气的压力渐大，下压则降，即金气下降。金气下降，秋季始显，故秋季大气凉降而属金气。造化之气，东升西降，降气旺于西方，故西方属金气；一日中酉时金气凉降之力独大，所以酉时亦属金气。冬季之时，天寒地冻，夏季太阳辐射到地面之热，经秋季降入土下，经冬季则封藏于土下水中。故冬季大气寒沉而属水气。南方在地面之上，北方在地面之下，故北方属水气；一日中子时大气沉降至极，所以子时亦属水气。春季之时，太阳向北，辐射到地面的光热渐多，冰封的大地解冻，上年经秋降冬藏于土下水中之热与水化合，水气温暖，交春升泄出土，草木生发，故春季属木气。木气即水中火气由封藏而升泄之气。此为一年四季大气之圆运动，即春升、夏浮、秋降、冬沉。大气升浮降沉一周，则为一年，夏秋之间，为圆运动的中气。地面的土气，居升浮降沉之中，为大气升降的交合，故中气属土气。这就是中医的五行，即指气的五种运动形式——木气升、火气浮、金气降、水气沉、土气运化（中和）。

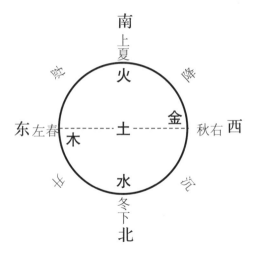

图 1　五行圆运动图

注：图中虚线为地面，虚线下为地面下，虚线上为地面上。图的圆线上方在云层之际，图的中心，为一个生物的环境的大气圆运动中心，由中心以观察四维，便见一个生物所在地的宇宙范围。

五行相生按大气圆运动的次序进行。春气由冬气而来，故曰水生木；夏气由春气而来，故曰木生火；长夏之气由夏气而来，故曰火生土；秋气由长夏之气而来，故曰土生金；冬气由秋气而来，故曰金生水。五行相克，即大气圆运动相互制约。木气有疏泄能力，火气有宣通能力，金气有收敛能力，水气有封藏能力，土气有运化能力。收敛作用制约疏泄作用，故曰金克木；宣通作用制约收敛作用，故曰火克金；封藏作用制约宣通作用，故曰水克火；运化作用制约封藏作用，故曰土克水；疏泄作用制约运化作用，故曰木克土。五行相生相克，动态平衡则运动圆，动态失衡则运动不圆。天人之气，运动圆则无病，运动不圆则病起。

### （二）对中气的认识

夏秋之间为圆运动的中气，中气为大气升降的交合，属土气。中气充足之地，则土气亦充足，如土壤肥沃的平原，欣欣向荣；中气匮乏之地，如沙漠、高原、冰川，生命稀少。大气的五行是融合的，所谓融合即五行是相生相克、动态平衡的。五行融合是中气在起作用。自然界的中气，在地面交合之际，分布于整个自然界。天人相应，人身的中气在胸下脐上之际，分布于整个人身。若人体中气不足，则五行分离、运动不圆而致病。故曰"中气如轴，四维如轮。轴运轮行，轮运轴灵。轴则旋转于内，轮则升降于外。由轮而轴者，由升降而成中气。由轴而轮者，由中气而成升降。"

中气，是为阴阳和合而成的圆运动，故阴阳不可偏伤。故曰："中气者，阴阳互根，五行运化，六气调和，整个圆运动的中心之气也。"对于个体而言，人体秉受阴阳二气和升降所形成圆运动的中气而来，先有中气，后有四维。无论何病，中气消亡，人即病死，中气渐复，病即能愈。

### （三）对六气圆运动的认识

一年之中，春生、夏长、秋收、冬藏、中土运化是五行圆运动顺利的结果。五行运动不圆，则生六气。六气，即风、热、暑、湿、燥、寒，是五行作用偏盛之气。既是五行作用偏盛，何来六气？因火气有君火、相火之别。君火上升，其偏盛之气为热；相火下降，其偏盛之气为暑。故火气偏盛有热、暑之分。名曰五行，其实六行，因六气各有事实，故又曰六行六气。六气偏盛则使人病，故六气也称六淫。木气偏盛，则病风；君火之气偏盛，则病热；相火偏盛，则病暑；金气偏盛，则病燥；水气偏盛，则病寒；土气偏盛，则病湿。

六气为病有外感、内伤之别，外感病与节气关系密切。一年四季，有二十四节气，四节一气。大寒、立春、雨水、惊蛰属初之气；春分、清明、谷雨、立夏属二之气；小满、芒种、夏至、小暑属三之气；大暑、立秋、处暑、白露属四之气；秋分、寒露、霜降、立冬属五之气；小雪、大雪、冬至、小寒属六之气。节气之时，六气偏盛，大气的运动不圆，大气先病，天人一气，人亦感之，则易患瘟疫、霍乱等时令病。因时令病，易致六气分散，中气极易消亡，故人死甚速。内伤杂病，亦属六气，但中气不易消亡，故而病程迁延。

初气之时，大气由寒而温，地下水中所封藏的阳热与水化合，动而上升，是为木气，木气为一年的阳根。大寒节气之时阴气最盛，故称厥阴。木气主动，动而不通，则生风气，故称风木。

二气之时，温暖湿润之气从地下阴位升出地面，即木气上升之气，照临大宇，光明四达，呈上升之象，有如君位，故称君火。此时大气由温至热，阳气增加，阴气减少，故称少阴。

三气之时，地面上阳热盛满，地面下阳热不多，故称少阳。此时，地上阳热经暮夜大气凉降与白天暑热上腾旋降旋升，此阳热降入地下水中，以生中气。中气旋转，则上下交清，有如相臣之职，故称相火。此火不降，暑热熏蒸，又称暑火。

四气之时，地面上阳热盛满，地面下旧有的阳热亦升上来。地面上极热，地面下极寒，寒属阴，故称太阴。火在水下则生气，火在水上则生湿，此时阳热盛满于地面之上，而地面下极寒，寒热相逼，湿气滋生。土气在升降之交，故称湿土。

五气之时，地面上盛满的阳热经秋气收敛下降，中土之下阳气渐充、湿气渐收，大气阳盛而明，故称阳明。秋金当令，湿气收则燥气结，故称燥金。

六气之时，地面上的阳热经秋气收敛，全部降入土下水中。中下为本，中下阳多，故称太阳。此时天寒地冻，将降入水中之阳热封藏不泄，水外即寒，水内阳藏，故称寒水。

五行的运动圆融，则合成一气，大气不病。木升金降，木不病风，金不病燥；水升火降，火不病热，不病暑，水不病寒；土运于中，土不病湿。若五行运动不圆，升降不交，六气偏盛，则病风、热、暑、湿、燥、寒。天人相应，人身之气亦如此。初气之时，宜养木气；二气之时，宜养火气；三气之时，宜补相火之气；四气之时，宜养土气；五气之时，宜养金气；六气之时，宜补水气。相火下降于水中，为君火之始气。君火为相火之终气，君火又随相火下降。此为对六气之圆运动的认识。

**（四）相火与圆运动的关系**

三气之时（小满、芒种、夏至、小暑），夏秋之交，太阳辐射到地面的阳热盛满，此阳热经秋气的收敛降入地下，经冬气的封藏沉入水中，来年交春再从地下水中向地面升发，来年交夏再从地面升浮于地面之上，此阳热即为相火。自然界生物随着相火的运行表现为春生、夏长、秋收、冬藏，形成了季节更替。一年四时，其实是相火的运行过程。

1. 相火与中气的关系

土气居圆运动之中，中气在土气之内，土主运化。相火降入地下土中，中气得温则能运化。如若相火不降，中气则寒而不能运化。同时，中气运化相火才能下降，中气不运则相火无力下降。

2. 相火与水气、木气、君火的关系

相火降入地下，封藏于水中，则水气不寒，火在水中为中气的根本。藏在水中的相火足，水气温暖，木气乃足，来年春夏再从地下升浮出来，是为君火，君火即木生之火，故水中相火亦为木气之根，相火足于下，君火乃能足于上。君火有宣通作用，相火有燔灼作用。如有上热之病，乃在上的相火不能下降，相火燔灼为害，非君火之过。君火多为不足，不见有余。温病发热易死者，皆因相火不降而散泄于外，水中无火，木气无根，土败木枯，中气败亡而易死。平素肾水不足之人，水中所藏相火不多，以致君火不足，故见反应迟钝、健忘少神等。

3. 相火与金气的关系

相火下降，全赖金气收敛之力。金气凉降，方能收敛。金气收则相火降，相火降则金气凉。若金气不足，收敛力弱，相火飞腾，反伤金气。金气受伤，相火四散，上热下寒，中气失根，便成大祸。金气如不能收，则冬无所藏，春无所生，夏无所长，中气无存，造化灭矣。造化之气，相火与金气的责任极大，金收则水藏，水藏则火秘，火秘则水温，水温则木和，木和则土运。故痨病之人，咳嗽不愈则死，此因金气不收，相火散泄，水寒木枯，而土败故也。

## 二、天人相应，人身为一小宇宙

### （一）人秉大气的五行而生脏腑

人秉大气的木气而生肝脏与胆腑。大气的木气，乃太阳辐射到地面的阳热，由秋季降入地下土中，冬季封藏于土下水中，再于春季由水中升出而成，人身的木气亦然。肝胆的形质均在右，但肝经的作用在左，胆经的作用在右。胆经相火由右降入下部肾水之中，再由下部左升，然后发挥肝经作用。木主疏泄，人身肝木之气，若疏泄不及，则现无汗、尿少、粪难、腹痛、胁痛、妇人月经来迟等病；疏泄太过，则现自汗、尿多、遗精、发热、头晕、耳鸣、妇人月经来早等病。

秉大气的火气而生心脏与小肠腑。大气的火气，乃地下水中封藏的阳热，由春季升出，至夏季阳热升浮而成。此时阳气最旺，阳气多则动，人身的火气亦然。火性多动，有宣通作用，人身心火之气，若宣通不及，则现血痹，表现为神倦、口淡、血寒等病；宣通太过，则现舌痛、喉痛、心跳、心烦等病。宣通不及者，木火之气虚也；宣通太过者，中气虚，金气不降也。

人秉大气的金气而生肺脏与大肠腑。大气的金气，经由秋季将地面上的阳热收敛降至地下而成。人身的金气亦然，即将上焦相火收敛降至下焦水中。肺与大肠亦有收敛作用，人身肺金之气收敛不及，则现汗多、头晕、发热、咳逆、上气、遗泄、尿多、痿软等病；收敛太过，则现恶寒、粪难、胸闷、无汗等病。收敛不及者，木气过于疏泄；收敛太过者，火气不能宣通。

人秉大气的水气而生肾脏与膀胱腑。大气的水气，经由冬季将秋季敛降之阳热，封藏于地下水中。肾主骨，有封藏的作用，人身肾水之气，若封藏不及，则现阳越，表现为头晕、发热、足肿等病。封藏不及者，金气收敛之力衰，木气疏泄太过也。肾水无封藏太过之病，肾水愈能封藏，阳根愈坚固也。

人秉大气的土气而生脾脏与胃腑。大气的土气，居升浮降沉之中，为大气升降的交合，故土气亦是中气，中气是生物生命之根本，中气运化，生命才可延续。脾与胃主肉，有运化作用，人身脾土之气，若运化不及，则现腹满、停食、上吐下泻、四肢不举、全身倦怠等病。运化不及者，水火之气虚也。土气无运化太过之病，有土气填实之病。土气填实，则不能运化。

人秉大气的相火而生心包与命门。大气的相火，即太阳辐射到地面的阳热，经秋气的收敛降入地下，经冬气的封藏沉入水中，来年交春再由地下水中向地面升发，来年交夏再由地面升浮于地面之上。相火有燔灼作用，人身的心包与命门（命门亦称三焦）主油膜，亦有燔灼的作用。人身相火之气，若燔灼不及，则现下寒、肾寒、脾胃衰弱、二便不固等病。燔灼不及者，相火的本气少。相火无燔灼太过之病，有相火不降之病。相火降于地下水中，水中有火，则生中气。相火不降，则燔灼于外而发热，外之热愈大，内之相火愈少。

总而言之，大气的圆运动，在地球围绕太阳公转运动过程中，表现为地面上下之际能量（阳热）圆运动，由此能量的运动而生出万千生物，人也是这万千生物中的一员。人秉大气造化所生五脏六腑，亦遵循大气五行圆运动的规律，故曰人身为一小宇宙。

大气圆运动的五行是融合不能分离的，人身亦然。五行之病，皆运动不圆、作用分离、不能融合所致。五行融合，中气之事，造化个体的中气在地面之际，而分布于整个造化之间。人身的中气，在胸下脐上之际，而分布于整个人身。中气如轴，四维如轮，轴运轮行，轮运轴灵；轴则旋转于内，轮则升降于外，此为中医的生理。中医的病理，即轴不旋转、轮不升降而已。中医的医理，即调节轴的旋转去影响轮的升降，或调节轮的升降来影响轴的旋转而已。由轮而轴，由升降形成中气，是为先天；由轴而轮，由中气运转促进升降，是为后天。

### （二）人身气机升降的规律

人身为一小宇宙，人身的热的升降浮沉，对应着宇宙大气的热的升降浮沉，此为人身气机升降的规律。伴随着婴儿离开母体的第一声啼哭，个体的肺一吸一呼，吸主降，呼主升，肺金一降一升的圆运动启动了个体后天的圆运动。人身表里内外实则一气，人秉大气的五行而生脏腑，其气机升降实为一气在脏腑的气机升降，即相火的升浮降沉过程。一气周流，旋转升降，五行六气不偏，是为平人。人身十二脏腑之经气，行于身之上下左右，升浮降沉，如轮一般。中气在人身胸下脐上，据中枢之地，如轮之轴。中轴左旋右转，轮即左升右降。脾、肝、三焦、小肠、肾、大肠经气主升，胃、胆、心包、心、膀胱、肺经气主降。当升者升，当降者降，一气运动圆融，是为阴阳和平无病之人。如十二经气，当升者不升而下陷，当降者不降而上逆，一气运动不圆，便是有病之人。

又有云：无病之人，气机左升右降，升降平衡，无所现。左者，面南向阳，东边为左，西边为右。左指东方，为木气所主，故左升为木气生发之意；右指西方，为金气所主，故右降为金气敛降之意。所以，左升右降并非说人体气机左边升、右边降，而是指人身木火之气生长与金水之气收藏之势，以左升右降概括人身生长收藏的一气周流圆运动。

### （三）对气血、荣卫的认识

#### 1．气血

人的一身，气血循环灌注，流通各处。一气周流，血为载体，气为能量。人身圆运动之左升（升浮），血中有气也；圆运动之右降（降沉），气中有血也。气统于肺、纳于肾，血藏于肝、主于心，凡气之成血，血之成气，皆为中气变化之力。故血病责在肝心，气病责在肺肾，中气不足责在脾胃。血者，有形之气，气者，无形之血。气血均是空气与饮食经过人身的圆运动所化而成。

#### 2．荣卫

大气升浮降沉的圆运动，升则疏泄，降则收敛，疏泄则成风，收敛则成寒。同理，人身阴阳和合而成圆运动的一气，左升右降，左升则疏泄，右降则收敛，疏泄则发热，收敛则恶寒。荣卫者，脏腑以外，整个躯体圆运动之气之称，行于躯体之内、脏腑之外，通于经络，溢于皮肤。荣者，人身由内而外之气，主疏泄，同春夏木火之气，有发荣之意，故曰荣；卫者，人身由外而内之气，主收敛，为秋冬金水之气，有卫护之意，故曰卫。

荣性本热，卫性本寒。荣性疏泄，卫气收敛与之相交，木火之中有金水，则荣不病热；卫气收敛，荣气疏泄与之相交，金水之中有木火，则卫不病寒。此荣卫和合则不病寒热。若荣卫分离，则荣郁而病热，卫郁而病寒。荣卫之分离，皆因中气伤。中气者，荣卫之根本；荣卫者，中气之外维，故曰"中气伤则荣卫分，中气复而荣卫合"，合而忽分则病作，分而复合则病愈。

脏腑主一身之里，荣卫主一身之表。故外感之病，不论伤寒、温病，皆由荣卫病起。一见恶寒发热，便是荣卫由合而分，分离小则病轻，分离大则病重，分而复合，荣卫交互，则汗出病愈。然里气为表气之根，亦中气为荣卫根本之意。中气足，则荣卫和合而无病，中气不足，则荣卫易被外感所伤而中风伤寒，或本气自伤而得温病。中风者，外感于风，病偏于疏泄之病。风为空气中疏泄之气，荣则人身中疏泄之气，卫气收敛，与风异性，故风不伤荣而伤卫。卫被风伤，卫的收敛作用减少，荣的疏泄作用相对增多，多则郁，郁则病。故外感于风，则病疏泄以见发热、汗出、脉缓诸症。伤寒者，外感于寒，病偏于收敛之病。寒为空气中收敛之气，卫则为人身中收敛之气，荣气疏泄，与寒异性，故寒不伤卫而伤荣。荣被寒伤，疏泄的作用减少，卫的收敛的作用相对加多，多则郁，郁则病。故外感于寒，则病收敛以见头痛、项强、身痛、脉紧诸症。无论中风或伤寒，乃人身荣卫为风寒所伤而荣卫自病，并非风寒入了荣卫为病。至于温病，为人身木火之气生发失其常度，疏泄过度，金气被冲而失收降之令，水气被泄而失封藏之能。此亦人身本气自病，再感受时令偏于疏泄的大气，引动里气，然后发病。

至于荣卫病转归，病在表时不采用汗解之法，则里气内动，荣卫内陷，便成里证。因荣卫主表，根于中气，本在脏腑。荣气左升主疏泄，升气足则荣气足，升气本在肝而根于脾；卫气右降主收敛，降气本在肺而根于胃。故荣卫不解，表病入里，升气不足则病在肝脾，降气不足则病在肺胃。所谓表病入里，实为中气败而里气自病。自病则脏阴病寒，腑阳病热。

## 第二节　中医肿瘤圆运动初探

### 一、基于圆运动理论对中医肿瘤的认识

#### （一）现代医学对肿瘤的认识

现代医学认为，肿瘤是机体在各种致瘤因素作用下，局部组织的细胞在基因水平上失去对其生长的正常调控，导致异常增生而形成的病理组织，常表现为局部肿块。目前发病原因尚不明确，但学界普遍认为肿瘤的发生是多因素共同作用的结果，常见以下因素：①接触化学致癌物，如多环芳香烃类、芳香胺染料、偶氮染料、亚硝胺类、烟草、黄曲霉素等；②物理致癌，如电离辐射、放射性同位素、紫外线等；③病毒致癌，如乳头状瘤病毒和宫颈癌、乙型肝炎病毒和肝癌、EB 病毒和鼻咽癌及 Burkit 肉瘤（EBV）等；④机体免疫缺陷或肿瘤免疫逃逸。

现代医学通过对恶性肿瘤的细胞研究发现，癌细胞并非入侵的外族，它们与组成人体各个器官的正常细胞同源同种，由于基因结构和功能的变化使正常细胞转变成癌细胞，在人体内肆意增殖。癌细胞有以下几个特征：①有自给自足的生长信号；②对抗生长信号不敏感；③抵抗细胞死亡；④具有潜力无限的复制能力；⑤持续的血管生成；⑥组织浸润和转移；⑦可避免免疫摧毁；⑧促进肿瘤的炎症；⑨细胞能量异常；⑩基因组不稳定和突变。从解剖学、影像学上来看，概括地说，肿瘤大部分就是一些长得比较结实的幼稚

细胞团块，具有分裂快、永生化、无限增殖、侵袭、转移等特点。

### （二）圆运动古中医学对肿瘤的认识

圆运动的古中医学认为，人身即一小宇宙，宇宙大气运动升浮降沉，人身一气运动亦升浮降沉。升浮降沉的圆运动生中气，中气者，人生命之由来。肿瘤是中气不足、五行分离、圆运动失常所致。

健康之人，中气充足，五行融合，故而不病。若中气不足，五行运动不圆，作用分离而不能融合，所以人病。此为中医的病理，肿瘤病的病理亦然。但肿瘤病又有其独特之处，即郁滞，有形之体郁滞于脏腑经络，郁则热，热则毒，故肿瘤局部热毒蕴结。中气不足、五行分离是整体的，有形郁滞是局部的。阳化气、阴成形，有形郁滞实为一气（阳气）周流不利，气血津液凝结成形而成肿瘤。治疗上，通过调节轴的旋转来影响轮的升降，或调节轮的升降来影响轴的旋转，使五行运动圆融而中气健运，此为整体治法，在此基础上辅以化郁通滞，此为局部治法。整体治法是基础，治本；局部治法是补充，治标。

治病必求于本，故探索肿瘤的发病原因应该着手于本，即从中气不足与五行作用分离两个方面去分析。至于肿瘤局部郁滞脏腑、经络，其实为标。中气不足的原因：①年龄因素，人到中年以后，中气渐衰，此乃自然规律，肿瘤发病率会随着年龄逐年增高；②饮食不节，中气属土，在人体为脾胃，如贪凉饮冷、暴饮暴食、饥饱无度或嗜食辛辣肥甘等，均可直接损伤脾胃，导致中气渐衰；③起居无常，如长期熬夜、日夜颠倒，相火当降不降，水中火少，不能生土，中气渐衰；④情志内伤，如思则伤脾，怒则伤肝，恐则伤肾，均可导致中气受损；⑤医药损伤，如清热解毒药、抗生素、手术等治疗方法的不正确应用均可损伤中气；⑥外感六淫，大气之风、寒、暑、湿、燥、火六淫邪气伤及人体，本气自病，五行偏盛，而中气亏虚。至于五行分离，其根本仍在于中气不足，而五行分离，亦可加重中气不足。阴阳互根，五行运化，六气调和，中气是整个圆运动的中心之气。如中气充足，五行不至分离，六气不至偏盛，故不病。如中气不足，其后再受到外感六淫、饮食起居、情志内伤、医药损伤等因素影响，则导致五行分离、六气偏盛而生病。

从小而言，每一个细胞亦由阴阳二气交合运动而成，即细胞层面的一气升降浮沉圆运动。细胞之细胞核，相当于圆运动的中气所在。中气运动，一个细胞分裂为两个，细胞增生。但肿瘤细胞是由正常细胞转化而来的异类，原因在于肿瘤的中气异常。肿瘤疯狂生长的状态，就像一个初生的婴儿，升发之气大于降敛之气。根据圆运动理论分析，肿瘤的中气运动快，升浮多于降沉。其过度升发的气，从局部看是郁滞所生之热，从整体看由人体所藏精气所化。换言之，肿瘤细胞的过度升发是因为我们人体大的圆运动出现封藏不及、精气泄越，故营养为肿瘤细胞所汲取。究其根本，乃人体中气不足于先，五行作用分离于后，升浮大于降沉，相火不降，中气益衰。因此，治疗肿瘤当以恢复人体大的一气圆运动为先，则肿瘤自愈。其治法依然是通过调节轴的旋转来影响轮的升降，或调节轮的升降来影响轴的旋转，使五行运动圆融而中气健运。至于痰浊、瘀血、热毒、寒凝、气滞等，只需观其脉症，随证加减化痰、活血、清热、解毒、散寒、行气之品即可。

然而，目前现代医学治疗肿瘤的思路以对抗为主，手术、化疗、放疗皆会对人体造成损伤，从中医的角度看此为耗伤气血、损伤中气之法，中气逐渐消亡则人亡，因而疗效不佳。圆运动的古中医学强调的人体一气周流与肿瘤中气异常圆运动，对应的是人体的内环境和肿瘤的微环境，故辨证时需有整体观念，治疗上要标本兼施。

## 二、对内伤病圆运动的认识与肿瘤治疗

彭子（彭子益）认为，人身疾病虽多，总体来说不过是外感、内伤二病。内伤病，不论何经有病，不过五行分离、六气偏盛而已，治疗上只需要通过调节轴的旋转来影响轮的升降，或调节轮的升降来影响轴的旋转，使五行运动圆融而中气健运则愈。内伤病不愈者，皆因五行分离未复，人身一气圆运动长期失常，中气不能复生然后人死。肿瘤属于内伤病，其中医生理、病理、治疗与内伤病无异，因此，肿瘤的治疗法则亦合乎内伤病的治疗法则。但同时也应注意到肿瘤病的特点——郁滞，即气成形郁于经络脏腑。在恢复个体一气圆运动的治疗过程中，不可急功近利，因有形之郁结非一日而成，不可能一日而去。

### （一）土气病

人秉大气的土气而生脾脏与胃腑，脾与胃主内，有运化作用。胃经土气的运化作用自上而下，脾经土气的运化作用自下而上，以成一圆运动。胃经自头走足，络脾，主降，胃经病则不降；脾经自足走胸，络胃，主升，脾经

病则不升。脾胃运化不及，土气偏盛，则病湿，湿即土之津液。人身脾土运化不及，寒湿偏盛，则见腹满、停食、上吐、下泻、四肢不举、全身倦怠等。运化不及者，土下火虚，方用理中丸。亦有病湿而中气燥热、土气不运者，症见脉结代、心动悸，方用炙甘草汤。脾土无运化太过之病，有土气填实之病，土气填实则不能运化，方用承气汤类方。

内伤病（包括肿瘤病），皆因中气不足、五行分离、六气偏盛而起。治土气病之法，即救中气之法，中气如轴，四维如轮，轴运轮行，五行融合，六气不见则病愈。在肿瘤病的治疗过程中，调补中气、健运脾胃贯穿始终，不必拘泥于理中丸、炙甘草汤、承气汤三方、四君子汤以及淡豆豉、神曲、麦芽、山楂、槟榔等补中、调中、养中之品，皆可辨证使用。

此外，肿瘤患者化疗后多有呕吐，此为化学药物损伤中气、引动寒湿、中气不运，宜速予理中之法，否则中气败亡，危险矣。终末期患者腹胀、呕吐、尿少、精神萎靡，皆因肿瘤郁滞，长期消耗，相火虚少。因土气根于相火，相火少故中土寒，胃气逆则呕吐，中气运动停顿，木气不能疏泄，则腹胀、尿少。此为轴的旋转运动停顿，四维的升降亦不圆，生命危矣。

至于中气燥热而土气不运者，常有两个原因：一是前医误治，过用温燥之药以祛湿健脾，不知湿乃土气运化之津液，一味祛湿，则湿气尽土气绝。健脾之法，实为恢复脾胃升降之能，当以湿气（津液）流通为要，全赖整个运动圆而木气和。二是肿瘤失控、中气败亡。肿瘤细胞为正常细胞转化而来的异类。肿瘤之中气运动快，升浮多于降沉，因此肿瘤细胞分裂快、永生化、无限增殖。肿瘤郁滞所生之热毒，为人身相火所化，相火郁滞而不降，耗伤津液，故见中气燥热之土气不运之证。

【例】周某，男，72岁，因气促2周入院。患者下咽癌放疗后，出现气促，咳嗽2周，曾于外院查胸片提示"双肺广泛转移瘤，慢性支气管炎，肺气肿，肺部感染"；心电图提示"快速型房颤"。经抗感染、平喘等对症治疗后无缓解。后寻求中医治疗而来我院。症见：神疲乏力，咳嗽少痰，胸闷、气促明显，动则加重，纳眠差，大便难解，3～4天一次，小便尚调。舌红少苔，脉细数。因病情危重，予吸氧及心电监测，示：心率130～160次/分，呼吸30次/分，血压122/63mmHg，血氧92%。查体见阴囊水肿，双下肢中度凹陷性水肿。

【辨证分析】人身分上下左右中五部，中气居中，上部之气由右下降，下部之气由左上升，旋转升降，形成人体气机的圆运动。此患者上部之气不降，故气促、大便难解；下部之气不升，水液停聚，故阴囊、双下肢水肿；而上下之气升降异常的原因在于津液亏虚、中气不运。舌红少苔、脉细数为津液亏虚之象。血脉，心之所主，津液损伤，脉络枯滞，中气不能旋转，故心气不能下行而跳动急数，此即快速型房颤。故此证为津液亏虚、中气不运、肺气不降、水液内停之证。治疗以炙甘草汤加减，5剂后诸症缓解。

【处方】炙甘草、生姜、大枣、麦冬、党参、生地、阿胶、火麻仁、桂枝、龙骨、牡蛎、山药、苦杏仁、厚朴

【方解】方用炙甘草、党参、大枣以健中气，生地、麦冬、阿胶、麻仁以滋养津液，桂枝、生姜升肝肺之气，使生地、麦冬、阿胶、麻仁阴润之物运动不滞。山药健脾补肺，助肺之肃降以收水气；苦杏仁、厚朴降肺气，肺气降，相火藏于水中，则气之生发有根。龙骨及牡蛎潜阳、固涩精气以制心动急数。

### （二）金气病

人秉大气的金气而生肺脏与大肠腑，肺与大肠主皮毛，有收敛作用。肺经金气的收敛作用自上而下，大肠经金气的收敛作用自下而上，以成一圆运动。肺经自胸走手，络大肠，主降，肺经病则不降；大肠经自手走头，络肺，主升，大肠经病则不升。金气起收敛作用，制约木气疏泄作用，故曰金克木；火气起宣通作用，制约金气收敛作用，故曰火克金。人身肺金之气，收敛不及，木气过于疏泄，则现汗多、头晕、发热、咳逆、上气、遗泄、尿多、痿软等。收敛太过，火气宣通不及，则现恶寒、粪艰、胸闷、无汗等。金气收敛正常，全赖中气充足。

中气不足之人，五行运动不圆，金气偏盛而病燥，燥伤肺液，收敛不及，故病咳嗽、火气上逆、咽喉不利诸症，方用麦门冬汤。此燥伤肺家津液，金气收敛不及之病。又有中气不足、土气不行病湿者，土为金之母，母病及子，湿伤肺家，而后金气偏盛则病燥，肺气不降，症见胸中痞塞短气、口干、渴欲饮水、脉象濡短诸症，方用茯苓杏仁甘草汤。此湿伤肺家津液，金气收敛不及之病。肺为娇脏，喜润恶燥。肺为水之上源，肺气以收敛下降为常，肺家津液不伤，则肺气收敛清凉下降不病。肺家津液之伤，一则由于木火之气升而不降，即相火不降；再则由于土湿伤肺，母病及子。无论何种，皆不离中气不足之本。

肿瘤患者中肺癌独多，总不离中气不足之本。饮食不节、起居无常、情志内伤、医药损伤、外感六淫皆可损伤中气。中气不足，或相火不降，或土湿伤肺，皆可伤及肺家津液，收敛不及，则病火逆，即常说的"上火"。世医惯以清热解毒药或抗生素服之，多不顾中气之虚，清火气而伤中气，以致"上火"反复发作。火气愈清、中气愈虚，金气不降愈重，日久迁延，上逆之火伤及肺脏，生痰、生瘀、生毒，胶结而成肺癌。其实，非独肺癌有如此内在病机，三焦之病皆有类似病机，如鼻咽癌、口腔癌、肠癌等，其根本皆在于中气不足，金气不降，木火之气不循常道，而风气肆动，伤及人体。人身处处有金气，金气不降影响全身。麦门冬汤、茯苓杏仁甘草汤，一则治燥，一则治湿，皆治疗金气不降之法，也是治疗肺癌重要之法。

### （三）火气病之君火不明

人秉大气的火气而生心脏与小肠腑，心与小肠主血，有宣通作用。心为阴脏，小肠为阳腑，心经自胸走手，络小肠，主降，其火气的宣通作用由上而下；小肠经自手走头，络心，主升，其火气的宣通作用自下而上，构成一圆运动。人身心火之气，宣通不及，则现血痹、神倦、口淡、血寒等病证；宣通太过，则现舌痛、喉痛、心跳、心烦等病证。宣通不及者，木火之气虚；宣通太过者，中气虚，金气不降。

人身水气在下，应往上升，能上升者，阴中有阳也，此阳即水中封藏之阳；火气在上，应往下降，此火即相火，相火能降者，阳中有阴也，此阴即在上之津液，全赖金气收敛下降。若在上之火（即相火）不降，金之降气被火之升气所伤，金气敛降不及，则病吐血、衄血，方用大黄黄芩黄连泻心汤。此方重点在于用法，渍而不煎，取味最轻，使三黄药力缓缓下行，而不至于寒伤中气。若中气虚寒，旋转无力，升降反常，在上之火不降而上逆，在下之火不升而下陷，则成"心中痞硬，发热头汗，干噫，食嗅，胁下腹中雷鸣，下利日数十行"等上热下寒之证，方用生姜泻心汤，此为复轴运轮之法。三黄泻心汤证，中下不虚，上有实火不降，金气被伤，以三黄苦寒之性，将火降下，肺金乃收，此运轮复轴之法。泻心即降相火之意。

肿瘤病皆有郁滞，郁则热，此热即离经不降之火。中下不虚之人，肿瘤初期使用清热解毒之药可以短暂见效，是清火之效。但人身在上之火，当降之，而不当清之，愈清火里气愈寒，中下愈虚，及致中气虚寒，上逆下陷，以成上热下寒之证，此时则危险矣。目前化疗药中苦寒伤中之品居多，故其副作用多表现为呕吐、腹泻、口淡、纳差等，因而清火效果难以持久，久之则更易出现中虚上热下寒之证。

心为君主之官，神明出焉，五脏六腑之大主。心气病则神气不藏，五脏六腑无主，五行分离，中气亡而人死。故曰君火不病，病则人死。临床中可见到很多肿瘤患者，其在确诊之前带瘤生活已经一两年，而身体无大恙，但当得知身患恶性肿瘤后，即刻卧床不起、症状丛生，不久于人世，此为心气乱而神不藏，五脏无主，五行分离，中气亡，故死。

【例】孙某，女，52岁，子宫癌术后伴肝、肺、脑多发转移。在外院经多程化疗后，肿瘤情况稳定，但临床症状较多，痛苦万分。症见：口干甚，渴饮，但不能多饮，腹胀，胃脘痞闷，饮水或饮食后更甚，恶心呕吐，水泻，日十余次，发热，无恶寒，舌淡红而干苔白厚，脉虚小。

【辨证分析】此病证与生姜泻心汤证甚合。常人中气旋转，四维升降，在下之水气上升，在上之火气下降，则上不病热、下不病寒。今患者化疗伤及中气，中气虚寒，旋转无力，升降反常，成上热下寒、相火散漫之象。中气虚寒，运化不利，故腹胀、胃脘痞闷，饮水或饮食后更甚；中气虚寒，旋转无力，胆胃之经气不降，故恶心呕吐；胆胃不降，相火上逆，故而发热；水泻日十余次者，胆胃之经热散漫不收也。

【处方】予生姜泻心汤原方，一剂效，三剂愈。

### （四）火气病之相火不降

人秉大气的相火而生心包与命门，命门亦称三焦，心包与命门主油膜，有燔灼的作用。心包经自胸走手，络三焦，主降，心包经相火的燔灼作用，由上而下；三焦经自手走头，络心包，主升，三焦经相火的燔灼作用自下而上，以成一圆运动。

人身相火之气，燔灼不及，则现下寒、肾寒、脾胃衰弱、二便不固等病。燔灼不及者，相火的本气少，即降入土下、藏于水中之火少。相火无燔灼太过之病，有相火不降之病。相火根于水中所藏之火，经由肝经动而上升所成，再经由胆经之火燔灼下降，乃成为一圆运动。故胆经相火下降是关键。胆经由十二指肠下降，为全身升降锁钥，《黄帝内经》谓"十一脏之气，皆取决于胆"，言胆经由十二指肠下降，全身的升降乃通。故彭子益云"人身的圆运动，全是由胆经相火，降入肾水之中成的"。

胆经相火不降，则肝木之气不升，心包相火逆行。肝木生于肾水，肝木之气不升，下陷于肾水之位，故足心作热；肝木不升，郁而不舒，冲击作痛，故腹中痛。心包相火逆行，肺金被刑，不能收敛，肺家津液被风木耗伤，故病衄血、咽干口燥等；手心乃心包经所过，心包相火不降，则手心作热；相火不降，土之根气不足，中虚火逆，则病失眠。治疗此证方用小建中汤。小建中汤乃治胆经因热不降之法，酸枣仁汤则为治胆经因寒不降之法。肝胆升降，互为其根，胆经降则肝经升，肝经升则胆经降，若肝阳弱而升气不足，胆经遂寒而不降，则病虚劳虚烦不得眠，治疗方用酸枣仁汤。

人身相火流行，与肝胆的关系极为密切。肝胆升降不遂，最易上逆下陷中虚，中气及四维皆病。肿瘤为病，中气不足，相火流行不利，相火郁滞，生热、生痰、生毒、生瘀而成瘤病。局部郁滞之相火，导致肿瘤细胞异常生长，故降相火之法，亦为调整肿瘤微环境之法。

**（五）木气病**

人秉大气的木气而生肝脏与胆腑，木气有疏泄作用。胆经自头走足，络肝，主降，胆经木气的疏泄作用由上而下；肝经自足走胸，络胆，主升，肝经木气的疏泄作用自下而上，以成一圆运动。肝经秉阴木之气，胆经秉阳木之气，兼秉相火之气。人身肝木之气，疏泄不及，则现无汗、尿少、粪难、腹痛、胁痛、妇人月经来迟等症；疏泄太过，则现自汗、尿多、遗精、发热、头晕、耳鸣、妇人月经来早等症。疏泄不及者，水中的火气不足；疏泄太过者，金气不足也。

若肝经木气下陷生寒，木气不升，则病寒疝、胁痛、里急、腹痛（包括产后腹痛）等症；方用当归生姜羊肉汤，温补肝经，肝气升达则愈。若肝经木气下陷生热，木气不升，则病热利、后重、渴而饮水等症；方用白头翁汤，清利肝经湿热则愈。

人身内伤之病，肝木刚燥之病较多，常用归芍地黄丸、杞菊地黄丸、四物汤等。当归生姜羊肉汤治肝木寒证，白头翁汤治肝木热证。阳化气、阴成形，若木气因寒不升，寒气收引，则肝经阴寒凝滞，最易形成肝经肿瘤，临床多见于乳腺癌、肝癌、卵巢癌、子宫癌等肿瘤。木气为人身动气，木气升动循于常道，则生君火，火气宣通则不病郁滞。木气升动不循常道，则化风气，风气肆虐，耗液伤津。木气下陷生热，实则风气内动于下，疏泄成利、伤津而渴。此证多见于结直肠癌患者，常以腹痛腹泻、里急后重，甚则便血见症，皆木气下陷生热、风气内动所致，故亦称"肠风"。治疗上可选用白头翁汤。

**【例】** 巫某，女，68岁，经病理活检明确诊断为直肠、乙状结肠交界处腺癌。患者长期腹痛、腹泻，时伴里急后重感，伴血便，一日十余次，伴口淡、乏力、难寐、夜尿频多等症。

**【辨证分析】** 此证为木气下陷生热，疏泄太过，故腹痛腹泻；木气疏泄，金气收敛不及而欲收敛，故里急后重；木气下陷致热伤肠道血络，故便血；子时阳生，木气亦生热，疏泄增多，故夜尿频多。肝木之气下陷不升，胆经相火上逆不降，故水中火少、中气不足，致口淡、乏力；相火不降，扰动心神而难寐。治疗以清木热、补中气、复升降为治则。

**【处方】** 白头翁、秦艽、黄芩、黄柏、党参、白术、干姜、甘草、法夏、柴胡

**【方解】** 白头翁、秦艽清木热、平疏泄；黄芩、黄柏清湿热；因患者口淡、乏力，已见中气虚寒之象，黄连清中焦湿热，故去之，加理中丸以解中气虚寒；柴胡升木气，黄芩清降胆经相火，法夏降胃气以下相火。患者服3剂，诸症可缓解。

## （六）水气病

秉大气的水气而生肾脏与膀胱，肾与膀胱主骨，有封藏能力。膀胱经自头走足，络肾，主降，秉阳水之气，其水气的封藏作用自上而下。肾经从足走胸，络膀胱，主升，秉阴水之气，兼秉阴火之气，其水气的封藏作用自下而上，以成一圆运动。人体肾水之气，封藏不及，则见阳越、头晕、发热、足肿等症。封藏不及者，金气收敛之力衰竭，木气疏泄太过。肾水无封藏太过之病，肾水愈能封藏，阳根愈坚固。

水气封藏，与金气、木气关系极为密切。人体津液，藏于肾水，来源于肺金，消耗于肝木。水气不藏者，木气疏泄太过，金气收敛不及，肾水被风消耗，水不养木，风气愈增，甚则耗伤肺脏津液，故见消渴、小便过多等虚劳病。病的主要症结在于木气疏泄，方用肾气丸养金养木以保肾经、重养木。若金气不足、水气不生、风气肆动，亦可见消渴、小便过多等风气百疾，病的主要症结在于金气不收，方用薯蓣丸补金养木以护人体、重补金。

中气为生命之主，肾气为中气之根。人体一气周流，中气充足，金降生水，相火下降，藏于水中，水气温暖，随木气上升。木升金降，火水交济，四维既圆，中气自旺。水气愈足，封藏能力愈强，水中之火愈足，阳根坚

固，中气愈旺，四维升降愈圆融。肿瘤患者，中气不足，四维运动不圆，五行偏盛，郁滞内阻。肾气丸、薯蓣丸为固本复圆之法，即是治疗肿瘤的方法，在此基础上化郁通滞才有着落。人体一气周流圆融，郁滞自然消散。

### （七）内伤形质病

所谓内伤形质病，即为有形之体的病症，肿瘤病自然属于形质病。气化，即功能；形质，即物质。气化病是普遍存在的，是形质病的前提，形质病是气化病未愈逐渐发展而来的。彭子论内伤形质病，分作黄芪五物汤证、大黄蛰虫丸证、四逆散证、大黄牡丹汤证、薏苡附子败酱散证、葶苈大枣泻肺汤证。

黄芪五物汤为荣卫内伤形质病之法，病则血痹、肌肤不仁，治在调和气化，以活动形质。大黄蛰虫丸为干血形质病之法，病则虚劳羸弱、腹满、不欲食、两目黯黑、肌肤甲错、内有干血等，治以活动形质，以调和气化。此为气化与形质之间的关系。在肿瘤病的治疗过程中，早中期患者气化功能尚好，可调和气化以活动形质，效果较好；晚期患者气化功能较差，则可活动形质以调和气化，但预后较差，因形质是气化的物质基础，现形质已损、气化功能又差，"所以不死者，仅一线未亡之中气耳"。

四逆散、大黄牡丹汤、薏苡附子败酱散为治疗局部形质病在下之法。四逆散治肠痈初起；大黄牡丹汤治肠痈将成；薏苡附子败酱散治肠痈已成。肠痈初起之时，木气郁滞，腑气不通，症见腹痛，形质尚未损坏，以气化异常为主，四逆散调和气化以活动形质而愈。肠痈将成之时，气血结聚，内实热、荣卫郁，症见少腹肿胀痞满，发热恶寒、汗出等，形质已损，大黄牡丹汤下瘀血、清实热，腐去则运动圆，此肠痈实热证之法。肠痈已成之时，肠内肉腐，肺与大肠秉金气，金气损伤，收令不行，腑阳已虚，症见腹皮急、身甲错，身无热，脉虚而数等，薏苡附子败酱散去腐生新、温腑阳，此肠痈虚寒证之法。结直肠癌属肠痈范畴，可用肠痈之法治之。

葶苈大枣泻肺汤为治疗局部形质病在上之法。肺痈之病，中虚相火不降，肺脏津液熏灼成痰，久之则损伤肺的形质，生脓成痈，症见胸痛、口燥、喘不得卧等症，治以葶苈大枣泻肺汤补中泻脓则愈。此方与大黄牡丹汤、薏苡附子败酱散二方，均为治疗金气形质病之良方。不同之处在于，在上之病用中气药，在下之病不用中气药。肺癌属肺痈范畴，其病形质已损，多见胸腔积液、胸痛、气促、口燥等症，亦可以葶苈大枣泻肺汤治之。

### 三、对外感病的认识与肿瘤治疗

外感病，六气运动失圆之病，初起一气偶偏，继则一气独胜，一气独胜，五行分离，治救稍迟，中气消灭，可致人死。因形质不易损灭，而气则易于消散。外感病以《伤寒论》为宗，分荣卫表病、少阳经病、脏腑里病。少阳经病、脏腑里病皆属于荣卫内伤气化病。荣卫表病未愈而逐渐发展，导致荣卫内伤之病。因人体表里本是一气，表气的荣卫偏盛，里气的脏腑则偏郁。荣卫之气不得复和，表气的荣卫愈偏盛，里气的脏腑则愈偏郁，遂成阳腑偏热、阴脏偏寒之病。如表气不得复和，里气又不偏盛，则成少阳经病。彭子益谓："一部伤寒论，如内容六瓣之一橘。荣卫如橘皮，脏腑如六瓣，少阳经如橘络也。"

#### （一）荣卫病

荣卫，即脏腑以外整个躯体圆运动之气。荣气根于肝木，肝木疏泄谓之荣，木火之气由内向外，有发荣之意，故曰荣，荣郁则发热。卫气根于肺金，肺金收敛谓之卫，金水之气由外向内，有护卫之意，故曰卫，卫郁则恶寒。荣卫相济，赖于中气健运。荣卫有疾，乃荣卫被风寒所伤，而荣卫自病，并非风寒侵入了人体为病。

若荣卫外感于风，风乃空气中疏泄之气，荣气为人体中疏泄之气，卫气主收敛，与风异性，故风不伤荣而伤卫。卫气伤，则荣气偏郁而疏泄不及，疏泄不及则发热、恶风、汗出、脉缓等，方用桂枝汤可解。若荣卫外感于寒，寒乃空气中收敛之气，卫气为人体中收敛之气，荣气主疏泄，与寒异性，故寒不伤卫而伤荣。荣气伤，则卫气偏郁而收敛太过，收敛太过则项强、头痛、身痛、骨节疼痛、无汗恶寒、脉浮紧等，方用麻黄汤可解。若荣卫外感风寒，多日不解，则为荣卫双郁之证，症见发热恶寒、无汗、项强身痛、八九日不解、形如疟者、脉虚等，方用桂枝麻黄各半汤可解。

肿瘤病虽属内伤病，但与外感荣卫关系密切。因表里本是一气，荣卫表证失治误治，脏腑里气或少阳经气则郁而发病，肿瘤即是里气郁结所成。《伤寒论》所述，卫气郁结，麻黄汤证；荣气郁结，桂枝汤证；荣卫双郁，桂枝麻黄各半汤证。此三方即是解荣卫之郁的方法。荣卫之气，即脏腑以外整个躯体圆运动之气。荣卫郁结之肿瘤病并不少见，如皮肤、肌肉、腔内膜外、淋巴结等均可出现，亦可参照荣卫解郁法治之。此外，荣卫与脏腑里气本是一气，荣卫即郁，里气亦郁；里气即郁，荣卫亦郁，故解荣卫之郁之法，亦调和脏腑里气之郁之法。桂枝汤本是治疗外感病的第一方，桂枝汤倍芍药重加饴糖则成小建中汤，降相火、建中气，为治虚劳的第一方。外感内伤，病证各殊，而方药相同，皆因本气自病。桂枝汤中，桂枝左路生发，白芍右路敛降，姜草枣补中气，实为左升右降、一气周流之基本方。故外感病可用，内伤病亦可用。

【例1】黄某，女，24岁，胃癌术后化疗后来诊。患者在西医院进行手术之后，接受口服希罗达化疗，化疗过程中出现呕吐、纳差，使用中枢止呕药不能缓解，遂终止化疗，但仍然反复呕吐，自觉发热，但实际体温并无增高，伴汗出、恶风，需洗热水澡才舒适片刻，或入睡后方得安宁（需安眠药辅助入睡）。如此反复发作数日，患者日渐消瘦、精神疲惫不堪，使用一切西医支持疗法无效，遂来中医院就诊。

【辨证分析】患者胃癌术后，本中气亏虚，又口服化学毒性药物伤及中气，使得中气虚上亏虚。中气方虚，运转无力，胃气上逆，则发呕吐。荣卫根于中气，荣卫相济，中气之事，中气大虚，荣卫分离，荣气偏盛则发热、汗出，卫气偏盛则恶风。热水浴身，热助荣气疏泄，水助卫气收敛，可调和荣卫，荣卫即和而舒适片刻。但根源在于中气大虚，中气不复，则病症反复发作。患者日渐消瘦、疲惫不堪，亦中气大虚之象。

【处方】予桂枝汤加附子，一剂见效，三剂而愈。桂枝汤调营卫、补中气，加附子补水中相火，火生土故也。

【例2】孙某，男，48岁，肺癌并多发骨转移（胸椎、腰椎及盆骨多发转移），在外院经历多次化疗后，肺部肿瘤稳定，但骨转移肿瘤仍然进展。主要症状见周身疼痛（口服大量强阿片类止痛药仍不能有效控制），胸背腰腿疼痛更明显，午后较午前加重，因疼痛导致夜不安眠，恶寒，咽痒咳嗽，咳清水夹稀痰，气稍促，胃口欠佳，二便尚可，脉浮紧。

【辨证分析】患者周身疼痛而午后加重者，午后一阴生，阴生阳弱，此时疼痛加重，可知阳虚。脉浮紧，浮主表，紧主收敛，可知卫气偏盛而收敛，卫气收敛故而恶寒。卫闭则肺逆，故而咳喘作，清水夹稀痰，为内寒之象。故辨证为阳虚内寒，卫气收敛之病。

【处方】麻黄、桂枝、苦杏仁、炙甘草、细辛

【方解】以麻黄汤开卫闭，细辛温内寒。服药一剂后，周身温暖而疼痛骤减。

### （二）荣卫内伤气化病

荣卫脏腑，表里一气。荣卫之气不和，脏腑之气则郁，阳腑偏热，阴脏偏寒，此即荣卫内伤气化病。彭子益将荣卫表里比喻荣橘皮。荣卫内伤气化病，意为橘皮之病不复，进而导致橘络（少阳经）、六瓣之橘肉（脏腑）分别生病。

病在荣卫不解，平素脾阳偏虚之人，病即由表入里，以成太阴湿土一气独胜之病。土气寒湿，水中无阳，木气失根，症见自痢、腹痛、腹满而吐等症，此为火土双寒，中气将脱之证，方用四逆汤救之。平素肾阳偏虚之人，表病入里，以成少阴寒水一气独胜之病。水气阴寒，水寒克火，火灭土亡，症见手足冰冷、腰背恶寒、欲寐、骨节痛、脉微细等，方用附子汤救之。平素肝阳偏虚之人，表病入里，以成厥阴风木一气独胜之病。厥阴风木，子气为火，母气为水，厥阴病则或见子气而病热，或见母气而病寒，症见厥热往来、消渴、气上冲心、心中热痛、饥不欲食、食则吐蛔、心烦、时而安静、静而复烦、脉虚细数等上热下寒之证，方用乌梅丸救之。太阴湿土独胜，为太阴湿土偏郁；少阴寒水独胜，为少阴寒水偏郁；厥阴风木独胜，为厥阴风木偏郁。故四逆汤、附子汤、乌梅丸三方是治三阴脏病寒之法，亦是三阴脏解郁之法。

病在荣卫不解，平素胃阳偏旺之人，表病入里，即成阳明燥金一气独胜之病。症见胃阳实、日暮潮热、六七日不行大便、谵语、手足濈然汗出、腹满腹痛拒按、脉大而实或热结旁流等，此阳热内郁，胃肠燥结，阳盛阴竭，方用大承气汤救之。平素血热阳盛之人，太阳表病入里，里证即作，因足太阳膀胱经在荣卫之内，即太阳表证在荣卫，太阳里证在膀胱，膀胱本腑有热，其经气降荣卫之（郁）热引入本腑，即成膀胱郁热之证。症见其人如狂、少腹急结、内有瘀血、小便利者、脉象沉实等，方用桃核承气汤解之。若荣卫表证不解，脏腑阴阳有不偏盛，病则既不外出、又不内入，气郁于半表半里之间而成少阳经病。少阳经居荣卫之内、脏腑之间，胆经与三焦经同属少阳相火，少阳经气一郁，则胆经相火不降、三焦相火不升，症见寒热往来、口苦、目眩、耳聋、咽干、胸满、胁痛、默默不欲食、心烦喜呕、脉象虚小弦数等，方用小柴胡汤和解。若少阳之郁，兼阳明腑热，症见寒热往来、口苦目眩耳聋、呕而下痢、胸下痞硬、脉象右实左弱等，方用大柴胡汤和解兼攻下。大承气汤、桃核承气汤、大小柴胡汤四方，为三阳腑病热之法，亦是三阳腑解郁之法。

至此可见，荣卫内伤气化病之治法，即是六经里气解郁之法。

**（三）外感病治法与肿瘤治疗**

由外感荣卫病及荣卫内伤气化病圆运动可知，人体表里一气周流，机体郁滞，一气周流随之郁滞，由表及里，各有层次，亦各有解郁之法。肿瘤病的特点是郁滞，故外感病解郁之法也是肿瘤病解郁之法。

## 四、药性中的圆运动奥秘

何为中药？在中医基础理论指导下用于预防、治疗、诊断疾病并具有康复和保健作用的物质，包括植物药、动物药、矿物药以及部分化学类药物。《神农本草经》[18]将中药分为上、中、下三品，不同药物因其性味归经的不同而具有不同的作用。任何一个药物进入人体之后都可以通行十二经，由于药物的和缓、滑利、刚柔的特性不同，人体不同部位各有其特点，药物之气的分布并不均匀，中药的归经现象是药物之气与人体脏腑经络之气相互感应的结果。

大部分中药（矿物药、化学药物除外）来自具有生命体征的动植物。动植物在生长过程中，吸收日月精华，经过雾雨霜露的润泽，以药物之气调和人体之气，和人体气血阴阳是最为匹配的。西药提取了药物的有效成分，经过一系列加工和制作，其性质已经发生了变化，更谈不上用药物的分子结构调和人体气血阴阳。中药和西药之间最大的区别就在于其组成成分和在人体发生作用的方式以及进入人体后药物吸收的途径。

人有正气，亦有病气，正气为阳，病气为阴，阴阳调和，人体无恙。没有一个人身上是纯正气，亦没有一个人身上是纯病气。正如《灵枢·根结》曰："形气不足，病气有余，是邪胜也，急泻之；形气有余，病气不足，急补之"，正气和病气之间是互相制约。病气强于正气，人则生病，需要依靠药物的药气增强人体正气或者削弱人体病气从而治愈疾病；正气太强，无病气牵制正气，人则癫狂妄想，反而需要用一些偏性强的药物破正气，以此来增强病气。因此，药物治疗疾病，并不单纯靠药物的有效成分起作用，而是通过药物的药气破除人体的病气或削减过分强大的正气，最后使人体气机正常。

药气，即中药中的精气，它是药物发生作用的基础。药气有动有散，有守有藏，有升有降。药气动散指的是药物流通性的强弱，守藏指的是药物发生作用的深浅层次，升降指的是药物药气本性升降，升降亦会随人体升降而发生变化。笔者将一些临床常用中药按照药气性质简单总结如下（药气偏性为相对而言）：

### （一）土气药补品

生甘草：药气偏守，补益之气盛，阴阳并补，固守土气，力量缓和而持久。适用于中土虚患者或者加入药方中缓和其他药物药性，实证郁结者慎用。

炙甘草：药气偏守，温补中气，解毒力量强，中焦郁滞者慎用。

干姜：药气偏散，温运中气，适用于虚寒证，热证慎用。

人参：药气偏藏，补五脏元精，药气足，一则补气救急，二则助眠安神。郁结严重者慎用。

大枣：药气偏藏，补中养血，郁证慎用。

冰糖：药气偏藏，补中而不滞。

白糖：药气偏守，养中。

淡豆豉：药气偏守偏散，平补中气，兼养阴液。

生白术：药气偏守，固守中焦，补益中土，止虚汗，化湿通便。适用于脾胃虚弱的患者。

薏苡仁：药气偏散，除湿补土，阴虚者忌用。

饴糖：药气偏守偏散，守中兼散，养中祛瘀。

粳米：药气偏藏，养中生津。

神曲：药气偏散，调中去滞，消食化积。

### （二）土气药泻品

大黄：药气偏动，寒凉降泻，下热攻积。

厚朴：药气偏散偏守，温中降气，泻浊气。

草果：药气偏散，温运解滞。

苍术：药气偏动，温运中土，发汗除湿，性燥伤津。

白蔻：药气偏守偏降，芳香化浊，化湿开胃。

鸡内金：药气偏散，消食最佳，过用伤胃。

**脾经不升、胃经不降之品：**

茯苓：药气偏动，去湿升脾，性刚不柔。

泽泻：药气偏散，去湿升脾，性柔不刚。

扁豆皮：药气偏散，利湿升脾，过用伤津。

生半夏：药气守而不走，降胃燥痰，收敛凝聚潜降，阴虚者忌用。

天南星：药气偏动，降胃润痰，不伤阴液。

藿香：药气偏散，温降胃气，化湿和中。

扁豆：药气偏守，降胃气，补中土，阴虚证适宜。

吴茱萸：药气偏守，温降胃胆。

### （三）金气药补品

山药：药气偏守偏散，甘淡养阴，润养人体，补降肺胃。

沙参：药气偏守，补肺生津。

百合：药气偏守偏降，温降肺气，润养肺阴，偏走肌表，肺胃寒证忌用。

麦冬：药气偏藏偏降，凉补肺液，清养肺阴，量大则降泻肺气，胃虚者忌用。

西洋参：药气偏散，补肺生津，收降力大。

糯米：药气偏守，补肺生津，阴虚者最宜。

白芨：药气偏藏，专补肺损，外收肌表气血。

黄精：药气偏守，滋阴润肺，润补脾胃，阴虚妙品。

### （四）金气药泻品

牛蒡子：药气偏散，泻肺气，过用伤津。

贝母：药气偏动，泻肺清热，化燥痰。

麻黄：药气偏动偏升，宣达升散，泻肺发汗，泻元气，力猛，虚证慎用。

薄荷：药气偏散，宣散郁结，泻肺发汗，虚证少用。

黄芩：药气偏藏，清热泻肺火，苦寒伤中。

石膏：药气偏散，凉泻肺燥，过用寒中。

白芥子：药气偏散，泻肺化痰，阴虚证忌用。

紫苏子：药气偏降偏动，大泻肺气，行气和胃，下气润肠。

葶苈子：药气偏降偏动，泻肺行水，力猛非常。

川椒：药气偏动偏升，温通肺气，散陈寒瘀结，易伤肺阴。

陈皮：药气偏散偏降，行气破气，气虚证慎用。

**肺经不降、大肠经不升之品：**

黄芪：药气偏散，升补卫气，气郁、阴虚者忌用。

升麻：药气偏动偏升，专升大肠，疏通气分，阴虚证忌用。

葛根：药气偏散，凉润解表，疏通经络。

杏仁：药气偏动偏降，降泻肺气，化痰，阴虚证慎用。

桔梗：药气偏散，降肺排脓，阴虚证慎用。

橘皮：药气偏藏偏降，温降肺胃之气，无补益之功。

枇杷叶：药气偏散偏降，清肺降胃。

淡竹叶：药气偏散，降肺气，泻心火，清凉不寒。

枳实：药气偏散偏降，降气通滞，虚证慎用。

防风：药气偏动偏守，滋补守固，熄风养阴。

## （五）木气药补品

当归：药气偏守，和血润燥，湿脾滑肠。

羊肉：药气偏藏偏升，温补木气，滋养力强。

阿胶：药气偏藏偏散，润木熄风，脾湿者忌用。

乌梅：药气偏守偏动，大补木气，收敛生津。

酸枣仁：药气偏守偏散，滋补胆经，兼补心阴。

艾叶：药气偏散，宣通气血，温补肝阳。

地黄：药气偏守，养血息风，润木燥。

木瓜：药气偏守，养阴柔肝。

## （六）木气药泻品

苦楝子：药气偏动，破气结，止热痛。

桃仁：药气偏动偏降，性热破血破气，润肠通便。

红花：药气偏散，专去瘀血，推陈致新。

青皮：药气偏动，大泻木气，适用于肝气郁结不升。

北柴胡：药气偏散，适于气郁，推陈致新。

香附：药气偏散，专泻肝经，疏散郁结（气郁）。

郁金：药气偏动，泻肝木郁结，清心火，凉热血。

五灵脂：药气偏动，祛瘀散结。

赤芍：药气偏散，最散木气。

延胡索：药气偏守偏降，药入血分，专攻木气，散结化瘀，安心神。单纯虚证无郁者慎用。

**肝经不升、胆经不降之品：**

桂枝：药气偏动偏升，温通心阳，升达肝阳，敛降肺气，阴虚证慎用，郁结严重者慎用。

川芎：药气偏动，补益力小，温达肝经，窜性最大，血虚证慎用。

蒺藜：药气偏守，温升肝经，兼能滋补。

木香：药气偏散，温升肝经，木燥忌用。

白芍：药气偏守偏降，专降胆经，收敛相火。

肉桂：药气偏守，温通全身气血，温降胆经，直达肾脏。

吴茱萸：药气偏散，温降胃胆，散寒气。

龙胆草：药气偏藏偏降，清降胆经，压制肝火，封藏肾气。

黄芩：药气偏散，清降胆经，燥湿泻火，过用伤中。

猪胆汁：药气偏动，凉降胆经。

苦酒：药气偏守偏降，降胆气，清肺气。

## （七）水气药补品

附片：药气偏藏偏动，专补肾阳，除湿破结。

巴戟天：药气偏藏，温补肝肾，滋润不燥。

菟丝子：药气偏守，温肾补精。

淫羊藿：药气偏守，温补肝肾，平和之品。

覆盆子：药气偏藏，温补胆肾，能收小便。

熟地：药气偏守，滋补肾精，补血虚不足。

肉苁蓉：药气偏守，温补肝木，补肾益精，润燥滑肠。

补骨脂：药气偏藏，温肾助阳，纳气止泻。

五味子：药气偏守，补肾气兼补五脏之气，郁实证慎用。

骨碎补：药气偏藏，固守填精，补肾气。

肉苁蓉：药气偏藏，滋补肾阴。

## （八）水气药泻品

车前子：药气偏动偏降，除湿利水。

猪苓：药气偏动，利水通窍。

通草：药气偏动，清利水道。

海金沙：药气偏动，泄水散结。

泽泻：药气偏动偏降，利水渗湿，泻热破结。

萆薢：药气偏散，通利湿浊。

肾经不升、膀胱经不降之品：补品皆升，泻品皆降。

### （九）火气药补品

温补肝肾之品，皆补心火，并补相火。

### （十）火气药泻品

黄连：药气偏散偏降，清心火，除湿热。

莲子心：药气偏散偏降，敛降下行，专清心火，苦寒伤中。

灯芯草：药气偏散，轻清心火，通利小便。

栀子：药气偏降，收敛下行，凉泻心火。

朱砂：药气偏动偏降，镇降心火。

黄柏：药气偏散偏降，清泄相火。

**心经不降、小肠经不升之品：**凡补肝肾之品，皆能升火，凡泻火之品，皆能降火，唯肉桂补火（温降胆经相火）。

### （十一）药物临床应用时鉴别要点

甘草与人参：人参补气入阴分，补五脏内部的精气，较滋润；甘草阴阳并补，补全身之气。

生甘草与炙甘草：生甘草流通性更好，偏燥；炙甘草偏润养，容易加重中焦瘀滞。

生姜、干姜与炮姜：生姜走窜，药气偏动，偏于发汗；干姜温胃，力量大而药气偏守，温通力量强；炮姜温补脾胃，力量小而药气偏守。

干姜与白豆蔻：白豆蔻本身气味芳香，质清透，芳香化浊；干姜温散浊气。

生半夏与生姜：生半夏药气守而不走，生姜药气散而不留。生姜可解半夏毒。

生半夏与制半夏：生半夏化痰散结，制半夏安神守神。

白术与苍术：白术固守、补益中土，药气偏守；苍术温运中土，药气偏动。

生白术与炒白术：生白术润养中焦，药气偏运；炒白术温燥中土，药气偏守。

山药与黄精：山药药气偏散，甘淡养阴，润养中土；黄精药气偏守，滋补中土。

生山药与炒山药：生山药润养，炒山药温补。

黄芪与人参：黄芪药气偏散，补气偏走肌表；人参药气偏守，补气由内而外，先补内脏，再补肌表。

黄芪、人参、白术与甘草：黄芪补全身流通之气，人参补五脏精气，白术守中焦之气，甘草守全身土气。

川芎与当归：川芎药气偏散偏升，润养之力不抵当归。

桂枝与肉桂：桂枝药气偏升偏散；肉桂药气偏降偏守，守中有散，固守作用强于桂枝，温散气血，用于下焦。

桂枝与当归：桂枝药气偏升偏散，散中有守，作用层面表浅；当归药气偏守，守中有散，作用层面由里往外，温通中易于散血。

木瓜与乌梅：木瓜收敛之力强于升发之力，乌梅升发之力强于收敛之力。

延胡索与黄连：药气均偏降，黄连入中土，延胡索入心肾。

三七与延胡索：两者均可破瘀血，三七破瘀血也养血活血；延胡索破瘀血速度快，止痛效果更强，过用容易耗血散气。

薄荷与栀子：薄荷药气偏升，宣散流通透达之力强；栀子药气偏降，清凉宣透之力大。

香附、柴胡与薄荷：三者均可宣达气分郁结，力量、作用层次的对比：香附 > 柴胡 > 薄荷。

香附与威灵仙：香附药气偏散，作用在气分；威灵仙药气偏动，作用在气分、血分，流通力量强于香附。

柴胡与大黄：两药均可推陈致新。柴胡加快经络气血流通；大黄恢复六腑通降，加快浊气排出。

柴胡和陈皮：柴胡流通，陈皮理气。

柴胡、升麻与莪术：三者均可疏通，力量、作用层次的对比：柴胡 < 升麻 < 莪术。

威灵仙与升麻：两药均疏通郁结，威灵仙药气偏散，疏通力量小；升麻药气偏动，疏通力量大。两者配伍使用事半功倍。

百合、麦冬与山药：三药药气均偏守有润养之功，百合偏入上焦，山药偏入中焦，麦冬入上、中二焦。

川椒与麻黄：川椒药气偏散，散寒温肺，适用于肺内陈寒瘀结；麻黄药气偏散偏升，宣肺发汗，适用于表证。

川椒与杏仁：川椒药气偏散，散寒温肺；杏仁药气偏降，宣降肺气。

五味子与白芨：五味子补五脏之气，白芨补五脏之阴。

黄芩与天花粉：两者药气均偏降，黄芩苦寒，天花粉寒凉，清肺降火的力度对比：天花粉 > 黄芩。

黄芩、黄连、黄柏与栀子：黄芩适用于上焦湿热证，黄连适用于中焦湿热证，黄柏适用于下焦湿热证，栀子善清三焦火热。

紫菀与麻黄：紫菀药气偏散，流通肺气；麻黄药气偏动偏升，宣达肺气。

紫菀与桔梗：紫菀药气偏散，流通肺气；桔梗药气偏动，润养肺脏。

酸枣仁、石菖蒲、连翘与莲子心：四药均入心，酸枣仁养心阴，石菖蒲通心气，连翘破心结，莲子心清心火。

骨碎补与枸杞子：骨碎补药气偏守，固守肾气；枸杞子药气偏藏，涵养肾精。

骨碎补与卢巴子：骨碎补药气偏守，固守肾气；卢巴子药气偏守偏升，补肾气的同时具有升发的特性。

### （十二）肿瘤常用药对总结

百合与知母：两药合用养阴润肺、清心安神。适用于肿瘤放化疗后余热未清，虚烦咳嗽，夜寐不安。

白芥子与浙贝母：两药合用温肺豁痰，散结通络。适用于晚期肺部肿瘤之痰液壅盛、胸闷喘气者。

陈皮与半夏：两药合用行气化痰，理气和胃。适用于肺部肿瘤患者见痰湿内蕴，呕吐痰涎。

丁香与柿蒂：两药合用温中降逆，散寒止痛，适用于食管癌见呕吐、呃逆，饮食难入。

急性子与石见穿：两药合用降气活血，解毒散结。适用于食管癌见进食噎膈。

柴胡与郁金：两药合用疏肝解郁，行气活血。适用于肝癌见肝郁气滞，胸胁胀满，脘腹痞塞。

白术与白芍：两药合用健脾燥湿。适用于肝郁脾虚证的肝癌见胸胁满闷，腹痛泄泻。

枸杞子与菊花：两药合用滋补肝肾，清肝明目。适用于肝肾亏虚证的肝癌见腰膝酸软、头晕头胀、视物昏花。

穿山甲与皂角刺：两药合用活血消症（癥），消肿排脓。适用于恶性淋巴瘤、恶性肿瘤淋巴结转移。

猫爪草与土贝母：两药合用化痰散结，解毒消肿。适用于恶性淋巴瘤迅速转移、控制症状。

车前草与通草：两药合用通利水道，利尿通淋。适用于膀胱癌湿热下注所致小便不利。

益智仁与桑螵蛸：两药合用固精缩尿。适用于膀胱癌后期尿频尿急、夜尿频多。

虎杖根与藤梨根：两药合用祛瘀解毒，通利肠腑。适用于大肠癌术后肿痛难耐、大便不通。

重楼与土茯苓：两药合用清热解毒，消肿止痛。适用于胃癌痰瘀胶结、热毒壅盛。

黄连与吴茱萸：两药合用清热燥湿，降逆止呕。适用于胃癌术后中气亏虚、土虚木乘之清浊不分的泄泻。

生地黄与石斛：两药合用清热凉血，养阴生津。可改善恶性肿瘤后期口干烦渴、食少干呕的症状。

蜈蚣与全蝎：两药合用攻毒散结，通络止痛。适用于脑瘤及恶性肿瘤脑转移。

女贞子与墨旱莲：两药合用补益肝肾，滋阴清热。适用于恶性肿瘤晚期肝肾阴虚，症见腰膝酸软、潮热盗汗、五心烦热。

莪术与赤芍：两药合用化瘀散结，行滞止痛。适用于癌性疼痛患者，疼痛难忍，夜寐难安。

黄连与木香：两药合用清热燥湿，理气止痛。适用于大肠癌之湿热胶结、里急后重、便脓血者。

猪苓与茯苓：两药合用利水渗湿。适用于癌性腹水水湿内盛。

猫爪草与夏枯草：两药合用解毒散结，常用于治疗头颈部肿瘤。

刺蒺藜与白僵蚕：两药合用平肝潜阳，祛风明目。适用于脑瘤之头目胀痛、眩晕不适者。

全蝎与蜈蚣：两药合用攻毒散结，通络止痛。适用于肿瘤阴虚阳亢所致心悸不安，眩晕耳鸣或放疗后上焦热盛。

黄药子与山慈菇：两药合用清热解毒，化痰散结消瘿。适用于恶性肿瘤晚期淋巴结肿大。

石上柏与石见穿：两药合用清热解毒，软坚散结。适用于肿瘤硬结破溃难消。

枇杷叶与铁树叶：两药合用清肺化痰，解毒消肿。适用于肺癌咯痰难出，咽喉不利。

金铃子与延胡索：两药合用活血行气止痛，适用于肿瘤初期肝气瘀滞，气郁化热所致胸腹胁肋胀痛。

穿山甲与鳖甲：两药合用透达经络，攻坚排脓。适用于乳腺癌肿块破溃。

五味子与五倍子：两药合用补肾益气，止汗止泻。适用于肿瘤后期体虚自汗盗汗，腰膝酸软。

当归与黄芪：两药合用气血双补。适用于恶性肿瘤后期血虚气弱，放化疗后血象低下。

芡实与莲子：两药合用健脾补气，涩肠止泻。适用于肠癌之久泻久痢，呕吐吞酸者。

龙骨与牡蛎：两药合用重镇安神，软坚散结。适用于肿瘤后期之夜寐不安，入睡困难者。

知母与川贝母：两药合用滋阴清气，降气润燥。适用于肺癌咳喘不适。

苏子、莱菔子与白芥子：三药合用化痰平喘，涤痰通络。适用于老年肺癌患者胸膈胀满，大便难解。

漏芦与王不留行：两药合用消痈散结，通经下乳。适用于乳腺癌患者热毒蕴结，皮肤红肿疼痛。

夏枯草与连翘：两药合用清热解毒散结，清肝泻火。适用于肿瘤患者体内痰浊壅盛，气机不通。

白英与白花蛇舌草：两药合用清热解毒，活血化瘀。适用于消化系统肿瘤热毒瘀阻、水湿内停。表现为胸水、腹水、大便稀溏。

　　鱼腥草与夏枯草：两药合用清热解毒，排脓消痈，化痰散结。适用于食道癌、胃癌等所致之饮食难进。

　　山慈菇与鸦胆子：两药合用清热解毒，化痰散结。适用于恶性肿瘤热毒壅盛。

　　百合与鱼腥草：两药合用清热解毒，养阴润肺。适用于恶性肿瘤后期阴虚热毒郁结。

　　高良姜与香附：两药合用温中散寒，行气疏肝止痛。适用于证属肝郁气滞寒凝的恶性肿瘤引起的肢体及内脏疼痛。

# 第十章　中医针灸防治癌症

中医针灸治疗癌症，此章主要涉及俞云[19]、夏玉卿[20]两位老师的相关论述。针灸可以治疗很多疾病，关于针灸治病的医案和研究不胜枚举，小小一枚银针可以起到调节气血灌注、协调各脏腑功能的目的。作为抗肿瘤辅助治疗手段，其在治疗肿瘤及相关疾病方面发挥的作用广泛、安全有效、实用易操作。

俞云，男，教授，1964年毕业于徐州医学院，深入研究针灸治疗癌症，著有《切脉针灸治癌》一书，并在国内外医学杂志上发表多篇有关切脉针灸治癌的文章。俞云认为，切脉针灸是通过疏通全身脏腑经络从而改善血液循环、调节内分泌及神经系统，以达到提高免疫力、恢复健康的目的的一种方法。因此他通过继承发扬《黄帝内经》中的切脉理论，提出在针灸临床中，先通过为患者全身切脉进行辨证，以寸口脉为主，参考人迎脉、太溪脉以及冲阳脉，用金针补、银针泻，至今仍指导着针灸临床诊治。

俞云强调，针灸治疗癌症有其独到之处。西医的三大疗法（放疗、化疗、手术）并不能完全根治癌症，手术、放疗、化疗作为一种创伤性疗法，作用于病变局部，圈囿于癌肿、癌细胞，不能在整体上治疗疾病。中医对于癌症的治疗是基于整个人体，中医治人不治病。经过数十年的研究，中医提出的带瘤生存、提高生活质量的治疗理念得到越来越多患者及家属的认同，也为进一步攻克癌症打下了良好基础。在癌症的治疗过程中，癌肿、癌细胞的消除不等于根治癌症。

癌症是全身性疾病，癌块只是全身性疾病的局部体现。目前的治疗方案大多关注癌肿本身的大小、癌细胞的多少等，在用手术、放疗、化疗等方法作用于局部，杀灭癌细胞的同时也伤了人体正气，人体正常的免疫功能受损。这种对身体免疫功能受损造成的破坏可能是癌细胞对人造成破坏的几百倍。因此很多癌症患者并不是死于癌症本身，而是死于治疗癌症过程中产生的并发症。其次，癌症疾病是一个系统，是一类疾病的总称，不是单独的一个病，所以治疗癌症要总攻。

　　癌症作为一种恶性病，其临床表现是复杂的，针对癌症本身的治疗可能会加重患者的临床症状。中医没有现代仪器的精确性，但我们可以借助现代医学仪器掌握肿瘤的生长情况，在辨证论治的基础上把握大方向的治疗以及改善癌症患者的预后。因此，攻克癌症应以中医为主，充分调动人体内抗癌细胞的功能，才能真正治愈癌症。中医治病讲究"正气存内，邪不可干"，中医偏重于扶正，是补；西医偏重于祛邪，是泻。癌症作为本虚标实的病症，中医的治疗首当以扶正为主，再结合西医在正气充足的时候祛邪，从而达到治愈癌症的目的。

　　基于上述理论，俞云将肿瘤分期论治，早期肿瘤邪实正虚，治疗以攻邪为主；中期肿瘤正气亏虚，以扶正为要；晚期肿瘤脾肾亏虚，以对症治疗为重。分期而治这一观点也与大部分医家不谋而合。

　　除了常规的针灸治疗，中国中医科学院附属医院的夏玉卿主任还将电热针灸应用于肿瘤临床。通过电热针起到调和气血、疏通经络、软坚散结、解凝化瘀的作用，将热量通过传导集中在肿瘤生长区域，以达到治疗肿瘤的目的，其著作《电热针临床应用指南》也对电热针灸的临床应用有详细论述。电热针灸治疗恶性肿瘤，属于中医传统针灸"燔针""焠针"的范畴，其疗效较好的肿瘤多为皮肤浅表肿瘤，诸如皮肤癌、纤维肉瘤、黑色素瘤、乳腺癌等，笔者认为这可能是因为位于皮肤浅表的肿瘤便于针灸针的进针。电热针通过热传导将热量集中于针尖，针尖刺入瘤体，热辐射由内向外扩散，其应用机理或许与现代医学的放射治疗有相似之处。但是对于一些深部组织的恶性肿瘤，是否能将针尖刺入肿瘤中心从而治疗它，还需要我们的进一步尝试。

　　笔者所在的医院也经常会为肿瘤患者进行针灸治疗，对于恶性肿瘤患者，其针灸穴位以抗癌为主，同时辅以中频脉冲电进行治疗。对于一些妇女卵巢癌见小腹寒冷的患者，用艾灸箱为其进行艾灸治疗，均能达到治疗肿瘤的效果。就针灸穴位来说，我们常用的抗癌穴位（脚底抗癌五穴*）如下：

　　抗癌总穴：然谷穴下 0.5 寸，治疗全身之肿瘤。

───────────────

　　* 脚底抗癌五穴来源：https://wenku. baidu. com/view/ae1ad12e814d2b160b4e767f5acfa1c7aa0082f5. html?from = search

抗癌灵穴 4：由足内、外踝后缘引垂直线，与足底正中线相交处是 4 号灵穴，4 号灵穴能治疗脑部癌症。针刺 0.3～0.5 寸，留针 20 分钟，针感痛、麻、酸至趾为得气。灸 3～7 壮或艾条灸 10～15 分钟，同时垂直重刺激指按或透向抗癌灵穴 3 即可。

抗癌灵穴 3：4 号灵穴往左一横指（约 1 寸）再往上约 1 寸是 3 号灵穴，治疗脑以下、剑突以上的上部癌症。针刺 0.3～0.5 寸，留针 20 分钟，针感麻、酸至趾为得气。灸 3～7 壮或艾条灸 10～15 分钟，同时以手指点按，刺激透向照海、抗癌灵穴 4。

抗癌灵穴 2：3 号灵穴向上（大足趾向）约 1 寸是 2 号灵穴，治疗肚脐以下的下部癌症。针刺 0.3～0.5 寸，留针 20 分钟，以针感酸、麻至趾为得气。灸 3～7 壮或艾条灸 10～15 分钟，同时以手指点按，刺激公孙、然谷、抗癌灵穴 1。

抗癌灵穴 1：2 号灵穴继续往上约 1 寸是 1 号灵穴，治疗剑突以下、肚脐以上的中部癌症。灸 3～7 壮或艾条灸 10～15 分钟，同时以手指点按、刺激透向"然谷穴"、抗癌灵穴 3、抗癌灵穴 4。

其中 1、2、3 号灵穴位于第一跖趾关节向内、过赤白肉际处，由趾尖向足跟方向排列，相距各约 1 寸。4 号灵穴在 3 号灵穴向后（向足跟方向）、向内（向足心方向）1 寸处。在临床上使用时一定要选其邻近的反射痛点。以上穴位的其中三个是沿着脚底靠近大拇趾这一侧的脚心凹陷处分布，一个则是分布在脚跟的正中心。所以，如果无法精确定位以上的穴位，大家可用按摩棒敲击脚心内侧凹陷处及脚跟正中心即可。

除此之外，医生还可以在临床上教导患者自行艾灸或揉按足三里、三阴交、关元等穴位，脚底还可以揉按然谷、太白、公孙、照海、复溜和太冲等穴位。然谷穴可滋阴益肾，清热利湿；太白穴可健脾和胃，益气化湿；公孙穴可健脾和胃，调理冲任；照海穴可滋阴益肾，通经化瘀；复溜穴可益肾固表，利湿消肿；太冲穴可调理肝肾，熄风开窍；足三里穴可调理脾胃，扶正培元；关元穴可温阳固脱，通调三阴。

除了以上所提到的针灸治疗肿瘤的思路和方法，针灸在改善放化疗、手术后的毒副反应也是值得关注。笔者的学生总结了近十年（2009—2019 年）针灸改善肿瘤放化疗、术后白细胞减少等方面的临床研究，发现肿瘤术后白细胞减少的针刺治疗一共涉及 11 条经脉，其中以足阳明胃经（94.45%）、足太阴脾经（72.72%）最为常用，足太阳膀胱经（50.00%）及督（31.82%）、任（27.27%）二脉次之（具体见表1、表2）。足阳明胃经从头走足，与足太阴脾经交于足大趾内侧端，为多气多血之经，针刺足阳明胃经的穴位可调和三焦之气，起到宽胸利肺、宽心安神、络脾统肠、充养奇经八脉的作用。脾经从足走胸，联系脏腑众多，为多血少气之经，故脾经多为脏腑病变。足太阴脾经和足阳明胃经相表里，互相配合完成脾胃运化作用，在临床上协同配伍治疗疾病应用极为广泛。任、督二脉，同起而异行，任脉为阴脉之海，主人身一切阴液；督脉为阳脉之海，温煦脏腑，卫外御邪。任督二脉一阴一阳，任督二脉通，则阴平阳秘，脏腑调和，十二经脉皆通。足太阳膀胱经主一身之表，其于督脉并足，温煦脏腑，通过背俞穴与脏腑相连，通调五脏，针刺膀胱经可促进气血津液的运行转化，濡润五脏六腑、四肢百骸。

表1　经穴使用情况

| 作者 | 穴位 | 经脉 | 补泻手法 |
|---|---|---|---|
| 王凡[22] | ST36，SP6 | ST，SP | 捻转补法 |
| 付亚红等[23] | ST36，SP6 | ST，SP | 慢捻转、轻提插补法 |
| 胡高武等[24] | ST36，SP6，SP10，BL23 | ST，SP，BL | 捻转补法 |
| 王玉洁等[25] | GV14，BL17 | GV，BL | 轻提重插补法 |
| 王刚等[26] | ST36，SP6，SP10，BL20，BL17，BL23 | ST，SP，BL | 平补平泻法 |
| 梁小宁等[27] | ST36，CV12，BL23，BL17 | ST，CV，BL | 慢捻转、轻提插补法 |
| 徐琳[28] | LI4，CV6，CV4，ST36，SP6，SP9，GB39，KI3 | LI，CV，ST，SP，GB，KI | 补法（补泻手法不详） |
| 陈瑾[29] | ST36，LI4，SP6，GV14，SP3 | ST，LI，SP，GV | 平补平泻法 |
| 杨嘉恩[30] | CV4，CV6，ST36，BL17 | CV，ST，BL | 轻提重插补法 |
| 杨泽琪[31] | ST36，SP6，SP10，GV20，CV6，GB39 | ST，SP，GV，CV，GB | 平补平泻法 |
| 沈群等[32] | GV14，ST36，SP6 | GV，ST，SP | 平补平泻法 |

| 作者 | 穴位 | 经脉 | 补泻手法 |
|---|---|---|---|
| 刘颖[33] | CV4，CV6，ST36，CV12，SP6，KI3 | CV，ST，SP，KI | 平补平泻法 |
| 路玫等[34] | GV14，BL17，BL23，ST36 | GV，BL，ST | 直刺 |
| 凌兰兴[35] | ST36，SP10，PC6 | ST，SP，PC | 直刺 |
| 滕迎春[36] | GV14，BL17，ST36 | GV，BL，ST | 直刺 |
| 侯玉铎[37] | ST36，SP6，GV14 | ST，SP，GV | 直刺 |
| 朱冬兰[38] | ST36，SP6，SP10，CV4，BL17，BL18 | ST，SP，CV，BL | 捻转补法 |
| 吴建军等[39] | ST36 | ST | 轻刺补法 |
| 隋胜莲[40] | ST36，SP6，SP10，BL20，BL17 | ST，SP，BL， | 慢捻转、轻提插补法 |
| 韩予飞等[41] | TE6，SP6，LI1，LI4，SP10，SP9，ST36，KI3，LR3 | TE，SP，LI，ST，KI，LR | 平补平泻法 |
| 周峰等[42] | ST36，SP6，SP10，BL20，BL17 | ST，SP，BL | 慢捻转、轻提插补法 |
| 程丹等[43] | ST36，SP6，BL18，LR3，GB34 | ST，SP，BL，LR，GB | 慢捻转、轻提插补法 |

[注] 足三里：ST36；三阴交：SP6；血海：SP10；肾俞：BL23；大椎：GV14；膈俞；BL17；中脘：CV12；合谷：LI4；气海：CV6；关元：CV4；阴陵泉：SP9；太溪：KI3；绝骨：GB39；太白：SP3；百会：GV20；内关：PC6；肝俞：BL18；脾俞：BL20；支沟：TE6；曲池：LI11；太冲：LR3；阳陵泉：GB34。

ST：足阳明胃经；GB：足少阳胆经；BL：足太阳膀胱经；CV：任脉；SP：足太阴脾经；KI：足少阴肾经；GV：督脉；PC：手厥阴心包经；LR：足厥阴肝经；LI：手阳明大肠经；TE：手少阳三焦经。

表2 穴位和经络使用频数和频率统计

| 经络 | 使用频数 | 百分比/% （N = 22） |
|---|---|---|
| ST | 21 | 95.45 |
| SP | 16 | 72.72 |
| BL | 11 | 50.00 |
| GV | 7 | 31.82 |
| CV | 6 | 27.27 |

续上表

| 经络 | 使用频数 | 百分比/%（$N=22$） |
|---|---|---|
| LI | 3 | 13.64 |
| GB | 3 | 13.64 |
| KI | 3 | 13.64 |
| LR | 2 | 9.09 |
| PC | 1 | 4.55 |
| TE | 1 | 4.55 |
| 腧穴/经络 | | |
| ST36 | 21 | 95.45 |
| SP6 | 16 | 72.72 |
| BL17 | 9 | 40.91 |
| SP10 | 8 | 36.36 |
| GV14 | 6 | 27.27 |
| CV6 | 4 | 18.18 |
| CV4 | 4 | 18.18 |
| BL23 | 4 | 18.18 |
| LI4 | 3 | 13.64 |
| KI3 | 3 | 13.64 |
| BL20 | 3 | 13.64 |
| CV12 | 2 | 9.09 |
| GB39 | 2 | 9.09 |
| BL18 | 2 | 9.09 |
| LR3 | 2 | 9.09 |
| SP9 | 1 | 4.55 |
| SP3 | 1 | 4.55 |
| GV20 | 1 | 4.55 |
| PC6 | 1 | 4.55 |
| TE6 | 1 | 4.55 |
| LI1 | 1 | 4.55 |
| GB34 | 1 | 4.55 |

肿瘤术后白细胞减少的针刺治疗选用的穴位共涉及 22 个，其中使用频率最高的分别是足三里（95.45%）和三阴交（72.72%），其次为膈俞（40.91%）和血海（36.36%），此研究结果与其他学者的观点大体一致（具体见表 3）。足三里具有补益脾胃、通调腑气、调畅气机、疏通经络的作用，《针灸甲乙经》[21]曰："人年三十以上，若不灸三里穴，令人气上两眼昏暗。"由此可见，足三里穴在治疗疾病及预防保健中具有重要作用。三阴交为足三阴经交会穴，根据《针灸问答》的论述，三阴交补益脾经时又可以兼补肝肾，三脏调和，血液生化有源，运行有序，补益精血，强健体魄。

表 3　针刺补泻手法使用频率和频数

| 补泻手法 | 使用频数 | 百分比/% （N = 22） |
|---|---|---|
| 平补平泻法 | 6 | 27.27 |
| 慢捻转、轻提插补法 | 5 | 22.73 |
| 直刺无补泻 | 4 | 18.18 |
| 捻转补法 | 3 | 13.64 |
| 轻提重插补法 | 2 | 9.09 |
| 轻刺补法 | 1 | 4.55 |
| 补法（手法不详） | 1 | 4.55 |

另外据统计表明，足三里和三阴交配伍使用与治疗肿瘤术后白细胞减少的关联性最强，可以加强治疗效果，达到平衡阴阳的目的。血海为足太阴脾经穴位，可以扶脾统血，历代医家常用此穴位治疗痛经、不孕不育等妇科疾病、湿疹瘙痒、湿疮等皮肤病及其他内科病症。有临床研究表明，血海穴的双向调节作用可以调节人体免疫功能，促进机体恢复，既可健脾养血，又可活血化瘀，不论是临床单独使用或是配伍使用均能达到较好的治疗效果。膈俞为八会穴之一，为足太阳膀胱经穴，与血海均有调血作用。有学者认为，与血海擅于治疗妇科血病不同，由于动、静脉血均贯膈而行，所以膈俞与血液循环关系密切，治疗胸中血证疗效较好。膈俞、血海配伍使用，可以治疗全身血证。综上，以上四穴与血证关系密切，针刺以上四穴可以起到补血、活血、调血的效果，对治疗肿瘤术后白细胞减少的效果显著。

肿瘤术后白细胞减少的针刺治疗中最常用的补泻手法为平补平泻（27.27%），其次为慢捻转、轻提插的补法（22.73%）（具体见表 3）。杨继洲提出，平补平泻实际上是小补小泻，由于其提插幅度小，操作速度慢，留针时间短，对于体虚患者尤为适用。《针灸大成》亦有"平补平泻，谓其阴阳不平而后平也。阳下之曰补，阴上之曰泻，但得内外之气调则已"的说法，可以看出，通过平补平泻的针刺手法，先泻癌毒及放化疗残留在人体内的毒素，再补益人体正气，不致闭门留寇，起到调和阴阳的效果。捻转、提插手法均为单式补泻手法，通调营卫气血，慢捻转、轻提插也是在恶性肿瘤患者体质基础上进行，考虑到恶性肿瘤患者大多体质羸弱、正气不足，捻转、提插补法二者联合应用，达到培元固本，提高机体抵抗能力，减轻病理反应，加速疾病恢复的作用。

研究证明，针刺可以改善造血微环境，刺激、保护骨髓造血细胞的增殖、分化，从而提高白细胞计数，且针刺的不良反应少，较西药更经济实惠，患者更易接受，依从性更好，更有利于患者的治疗。其次，在针刺治疗放化疗所致白细胞减少中，既可采用单一针刺治疗，也可联合艾灸、中药内服治疗，多种手段联合治疗的效果更佳。最后，针对患者体质采用适当的针刺补泻手法，体质较强的患者使用刺激性较强的手法，加强针刺疗效，体质羸弱患者采用平补平泻手法，治疗疾病的同时补益正气，使针刺疗效得到更好的发挥。在选穴上，多穴配伍联合使用在临床上的运用更加广泛，也更能体现中医的辨证论治和整体思维的思想，兼补不同脏腑，起到调和五脏的作用。另外，在化疗开始之前进行针刺治疗，亦可以起到预防的作用，这也是中医"不治已病治未病"思想的体现。

# 第十一章　六经辨证治疗肿瘤疾病

汉代张仲景著《伤寒论》[44]，创立了六经辨证。六经辨证以六经（太阳经、阳明经、少阳经、太阴经、少阴经、厥阴经）为纲，将外感疾病演变过程中所表现的各种证候，总结归纳为三阳病（太阳病、阳明病、少阳病）、三阴病（太阴病、少阴病、厥阴病）六类，分别从邪正盛衰、病变部位、寒热趋向等方面阐述了外感病各阶段的特点。其中三阳病证以六腑病证为基础，三阴病证以五脏病证为基础。六经辨证遵循辨证与辨病相结合的原则，不仅在运用在外感病中，在内伤疾病的治疗中也具有重要意义。肿瘤的辨证同样需要根据各种临床证候，辨明肿瘤的寒热虚实、涉及何脏何腑、属于哪条经脉。灵活运用六经辨证可帮助治疗恶性肿瘤。

## 第一节　肿瘤与太阳病证

太阳统摄营卫，为一身之表，外感病邪侵袭人体则太阳首当其冲。正气奋起而抗邪，这种邪正相争、表现于外的临床症状，我们称之为太阳病。太阳病的主症为脉浮，头项强痛而恶寒。太阳经证有表实、表虚之分，太阳表实证见发热恶寒无汗，方用麻黄汤；表虚证见发热恶寒汗出，方用桂枝汤。桂枝汤本为营卫不和而设，法在解肌祛风、调和营卫。在临床中，不论外感内伤，桂枝汤均可起到一定的疗效。对于放化疗、术后的恶性肿瘤患者，常见自汗肢冷、恶寒恶风、时而发热的症状，以桂枝汤加减治疗，可固摄营卫，并且可根据患者临床的伴随症状加减。太阳经证不解，邪热随经入腑，水热互结，膀胱气化失司，为膀胱蓄水证；太阳邪热与瘀血结于下腹部位，其人如狂或发狂，小腹硬满，为膀胱蓄血证。

恶性肿瘤引起的腹水，为邪气内入膀胱，影响膀胱气化，以致气结水停，见小便不利，甚则难出。现代医学常使用导尿术将蓄积于膀胱的尿液排出，但这个方法需要长期留置尿管，日久极易导致尿路感染，从而加重病情。中医治疗上我们可取《伤寒论》中的五苓散加减，治以温阳化气、行气利水。对于各种肿瘤引起的下焦瘀热互结证，如妇科肿瘤、膀胱癌、肾癌等，此为瘀血结聚，化热伤津，以桃核承气汤加减，使血分瘀滞得行，热结可清。太阳病失治误治所致寒热错痞证，可用半夏泻心汤治疗。半夏泻心汤是辛开苦降、和胃消痞的代表方，适用于上热下寒、寒热错杂之证。半夏泻心汤重用甘草则为甘草泻心汤，为伤寒误下伤中致脾胃气虚，邪气结聚胃脘，中焦气滞不行而气逆于上。消化道肿瘤如胃癌、食管癌等，放化疗后出现黏膜溃疡或者反流性食管炎用此方可快速见效。

## 第二节　肿瘤与阳明病证

太阳病失治或误治，邪热继续内传至阳明，伤津化燥；或外感邪热直犯阳明即成阳明病。阳明病邪气弥漫，肠道内无燥屎则为阳明经证，方用清热生津之白虎汤；邪热传内与肠中糟粕相搏而致燥屎内结为阳明腑证，方用大承气汤。

由于津伤热结，肿瘤患者常伴便秘，考虑到恶性肿瘤患者正气已虚，不耐攻伐，临床常不用大承气汤泻下，改为作用稍缓和的小承气汤或增液承气汤。化疗药物损脾伤胃，中焦受药毒侵害，表现为化疗后出现发热，大便干结或不解，此为邪走阳明，表现为热证、实证，与太阳、阳明相关。

## 第三节　肿瘤与少阳病证

少阳病为邪居半表半里之间所表现出来的证候。病机特点为邪已经离开太阳之表，但尚未进入阳明之里，既不属于表证范畴，也不属于里证范畴。正邪纷争，正不胜邪则恶寒，正胜于邪则发热，因此少阳病具有寒热往来的特点。除此之外，邪热熏蒸，胆热上腾则见口苦；热灼伤津则见咽干；少阳风火上腾于目则见目眩；病在半表半里、胸腹之前，则见胸胁苦满、不思饮食等。

在消化系统肿瘤中，如肝胆、胰腺肿瘤，患者常出现胸部满闷、不思饮食、心烦喜呕或腹中痛等少阳病的症状，临床均可用小柴胡汤加减治疗。少阳阳明合病，除了少阳病的症状外，还有腹部满痛、胃脘部急迫不舒、大便不通、舌苔干黄等症状，方用大柴胡汤。临床上，一些肝癌、胆囊癌、胰腺癌患者若出现胆总管或肝内胆管癌栓的症状，亦可用此方治疗，可清热利胆、通腑泻浊。还有一些前列腺癌的男性患者行去势术后，症见潮热、汗出、失眠、多梦、眩晕、耳鸣、心悸、烦躁易怒、精神状态较差等，也可用柴胡桂枝汤加减治疗，可减轻患者痛苦，提高患者的生存质量。除此之外，对于邪热陷于少阳、水饮不化引起的"胸胁满微结，小便不利，渴而不呕，但头汗出，往来寒热，心烦者"，可以柴胡桂枝干姜汤治疗，临床上用来治疗双下肢浮肿的癌性发热可取得一定的效果。对于肝癌引起昏迷的患者、郁郁寡欢的乳腺癌患者、夜寐欠安的患者，用柴胡桂枝龙骨牡蛎汤治疗效果尚佳。

## 第四节　肿瘤与太阴病证

太阴为三阴的外屏障，三阳病中气虚者，易传至太阴而成脾胃虚寒证，也有素体阳虚的患者，病初即可见虚寒证，为外邪直中太阴。由于病邪向内发展，由阳证、热证转变为阴证、寒证，脾阳虚衰，邪从寒化，寒湿内生，临床以腹满、自利、口不渴为辨证要点。脾胃同属中焦，两经互为表里经，病证可相互转化，阳明病而中气虚，可转化为太阴病，病情进一步加重；太阴病而中阳渐复，邪由里出表，病情逐渐减轻。治疗太阴病宜选用温中散寒的理中汤，对于胃癌、大肠癌见里虚寒证的患者，肿瘤放化疗、术后出现顽固性腹泻的患者，当辨其寒热表里，病属里、寒者临证上均可按此治疗。

## 第五节　肿瘤与少阴病证

少阴病，邪在心肾，多表现为精神极度衰弱疲惫、欲睡不能、似睡非睡的昏迷状态。病至少阴，心肾机能衰减，阳虚寒盛则表现为少阴寒化证，阴虚火旺则表现为少阴热化证。少阴病以少阴寒化证多见，阳气不足，病邪入内，从阴化寒，表现为全身性的虚寒证候。此为心肾阳虚，寒邪直中少阴；或失治误治，汗下太过，损伤其阳所致。阴寒极盛于下，可出现脉微欲绝，但反不恶寒、面赤之"戴阳"假象，治疗上宜选用可回阳救逆的四逆汤。

癌症晚期患者常见恶寒蜷卧、精神萎靡、手足厥冷、下利清谷、呕而不能食等表现，宜用四逆汤类方治疗。对于肺癌发热的患者，可用四逆汤和补中益气汤以甘温除热。消化系统肿瘤术后出现顽固性泄泻，证属脾肾阳虚、大肠失于固摄的患者，治疗上宜温补脾肾、涩肠止痢，方选桃花汤。肿瘤放化疗后，火邪伤阴，出现心烦口干、舌红、脉细数等症；或出现肾阴亏虚、心火独亢所导致的失眠等症，均可予黄连阿胶汤滋阴泻火、清心除烦。"若脉浮发热，渴欲饮水，小便不利者，猪苓汤主之"，膀胱癌患者常见尿血、小便不利、舌红少苔，证属阴血亏虚、水停不化者，可用猪苓汤滋阴清热、分利水气。"少阴病，始得之，反发热，脉沉者，麻黄细辛附子汤主之"，癌症晚期患者若出现癌性发热，可予麻黄附子细辛汤治之。

## 第六节　肿瘤与厥阴病证

《伤寒论》第326条："厥阴之为病，消渴，气上撞心，心中疼热，饥而不欲食，食则吐蛔，下之利不止"。厥阴为三阴之末，是六经病证的最后阶段。这个阶段，人的正气衰竭，阴阳失调，寒热错杂，厥热胜复，临床表现复杂。病邪常由三阳传入，或病邪直中，或治疗不当、邪气内陷。肝胆受邪，疏泄不利，气机升降失常，气血紊乱，阴阳失调，阳热于上见上热，阴病于下见下寒。

晚期肿瘤患者正邪交争、虚实混杂，是正气能否取胜的关键时期。若肿瘤复发或发生转移，则正气自衰，邪气羁留，形成正虚邪恋的病机格局。临床表现可见面白神疲、消瘦乏力、食欲不振、心悸失眠等全身性虚症，又可见因肿瘤的复发及转移而表现出相应部位的胀痛、梗阻不通和低热等邪气闭阻证。对于胃癌术后、化疗后出现的心中烦热、纳差不欲食、下焦虚寒，可用乌梅丸治疗。"手足厥寒，脉细欲绝者，当归四逆汤主之。"化疗药物会有一定的神经毒性，会损伤人体阳气，使血虚寒滞、气血运行不畅，见四肢末端冷、痛、麻木无力、感觉异常等，可予当归四逆汤治疗。放化疗后出现的胃肠道反应，如干呕、呕吐涎沫等寒饮呕吐，可予吴茱萸汤加减治疗。

## 第七节　六经传变与肿瘤复发转移

在肿瘤的治疗过程中，肿瘤的传变与否取决于三个因素：一是正气的强弱；二是邪气的轻重；三是治疗是否得当。正胜邪衰，肿瘤处于无进展生存期或消退期；邪胜正退，则肿瘤进展，发生多脏器转移；治疗不当，加速肿瘤的转移和进展。

笔者认为，肿瘤传变的方式主要有三种：经络—经络传变、经络—脏腑传变和脏腑—脏腑传变，大多数肿瘤的转移是以经络传变为基础的，进而在脏腑之间传变。脏与腑互为表里，二者之间的传变，或由脏及腑，或由腑及脏。一般来说，由腑及脏，其病较重，脏病难治。但并不是所有肿瘤均会出现脏腑传变或经络传变，如心、脾本身不易出现肿瘤，因此转移的风险也较低；肾脏不容易成为转移的靶器官，而且肾脏肿瘤也难以出现膀胱转移；肝脏肿瘤转移至胆囊的概率低于胆囊肿瘤转移至肝脏；肺脏肿瘤转移至肠的概率也远低于肠癌转移至肺脏。因此，脏腑之间的传变并无统一的规律，但是多数肿瘤转移的最终目的地为肺、肝等脏器。需要注意的是，"心不受邪，心包代之"，心为君主之官，其邪气由心包或其他脏器代其受之，但是其功能也会受到损害。三阳在经涉腑，属表；三阴踞腑入脏，属里。肿瘤本身属于寒邪，从皮毛而入，内传脏腑，符合六经辨证及六经传变的规律，肿瘤的最终转归以三阴经为主。这也提示我们，在治疗瘤体的同时要做好预防肿瘤复发转移的工作，因此笔者在"带瘤生存"观点的基础上提出了"围三留一，开门逐寇"的肿瘤治疗新思路，具体可见本书第三篇"临床体会篇"。

# 第十二章　情绪是治疗疾病的良药

情绪对人体阴阳气血的平衡有着极大的影响。那么，人的情绪到底是如何产生呢？除了语言劝导以外，我们还能用什么方法调控人的情绪以期达到治疗疾病的效果呢？接下来我们就来探讨五情根源论。五情根源理论来源于黄元御的《四圣心源》，经过后世专家学者的研究发展，其治疗方法和用药思想用于肿瘤多有获益[45-46]。现将笔者在此基础上关于情志致病的一些见解分享如下：

首先，人的情感既能治疗疾病，也是某些疾病产生的根源。情感本身会对气的升降浮沉产生影响。《四圣心源·五情缘起》曰："物情乐升而恶降，升为得位，降为失位"。事物都是喜欢向上发展的，人的生理也是喜升而恶降的，升为阳，降为阴，故人喜阳恶阴。人的一切生命活动都需要阳气来维持，阳气充足，则人的精力充沛、心情愉悦；阳气不足，阴气当头，人就萎靡不振。那么人体这一股阳气从哪里来？阳气来源于心。心在五行中属火，主一身之阳气，全身的能量都来自心的宣发。

阳升于心，人则欢喜；阳不达于心，则会出现怒、思、悲、恐四情。《四圣心源·癫狂根源》曰："气之方升而未升则怒，已升则为喜，气之方降而未降则为悲，已降则为恐"。这里的"气"就是阳气，阳气在人体周流，升于心化为君火。常人六气循环均匀，不偏不倚，心火足而不过旺，故欢喜。

具体来说，肝血温升而上为心火，如果肝气郁结不升，心火无法得到满足就会生怒，这就是"方升而未升则为怒"，关键在于肝郁不升。肝郁不升，肝中的温气容易郁陷发热，因此治疗易怒之症时常用清肝泻火的办法。此外，还应加上一些疏肝解郁的药物使肝气上达。逍遥散是治疗肝气郁结的名方，其中柴胡疏肝解郁为君，当归、芍药活血柔肝为臣，白术、茯苓兼补脾阳、助肝阳升达为佐，全方以疏肝为主，兼补脾阳。

肝气上达于心，心得阳为喜，喜能鼓动心火蒸腾。但要注意过喜也会伤阳，心的宣通能力过强则阳气耗散。

心的阳气依靠肺气敛降于下，如果肺气敛降受阻，心的阳气一直飘散，就会产生悲伤的感觉，这就是"气之方降而未降则悲"。抑郁症患者长期处于悲伤的情绪中，容易触景生情，严重时甚至会做出一些自残行为。

人依靠心火调控一切生理活动，恐发于心而责之于肾。具体来说，心肾之间水火既济，心位居人体上部而属阳主火，肾位居人体下部而属阴主水，两者相互依存、相互制约。心火必须下降于肾，与肾阳共同温煦肾阴，使得肾水不寒；肾水必须上济于心，与心阴共同涵养心阳，使得心火不亢。如果心肾之间这种动态平衡失调，心火已降而肾水不温（肾水处于病理状态），肾水不温则肝木不升，肝木不升则心火不充、肺气不敛，心火无阳则生恐。因此，在治疗上需要以肾水不温为切入点。

当情绪变化时，人就会思考问题的根源在哪里，喜、怒、悲、恐是四维升降失序所致，然四维升降失序，中气必定受到影响。土气凝滞，圆运动停滞，而生忧思，所以忧思伴随着喜、怒、悲、恐出现。

五情之间也遵循着五行生克的规律。喜伤心，过喜耗损心的阳气，而恐能胜喜，范进中举就是典型案例；怒伤肝，过怒伤肝而生飧泄，悲能胜怒；思伤脾，见不欲饮食，怒胜思；悲伤肺，见人精神萎靡，连连叹气，喜胜悲；恐伤肾，见人二便失禁，大小便出，思胜恐。

五情既能致病，也能治病，笔者在临床上感受最深的体会是：肿瘤患者大多有情感方面的问题，不论是患病前还是患病后。笔者在此分享一个真实的病例。2018年夏天，有一个认识多年的肺癌患者来笔者门诊就诊。经过多年的治疗，他的病情已渐趋平稳，但是这一次来就诊他有很明显的咳嗽、胸闷等表现，我心里想：莫非是肿瘤恶变了？但是短短一周，在长期的中药调理下肿瘤应该不会突然增大。我定了定神，细细询问一番，原来是他认识多年的老友突然因车祸去世，留下还在上学的孩子和年迈的父母。交情甚好的朋友去世是一件令人悲伤的事情，患者参加完哀悼会回来，或许是想到自己的境遇，他茶饭不思，接着就开始出现咳嗽、胸闷不适，甚至时有心慌、心悸。我并未给他开药，而是让他去做了一个肺部CT，1个小时后他满面笑容地回来了，因为放射科医师告诉他，他的肺部肿瘤和之前相比已经消得差不多了！我看他的情绪好转，这才开始给他把脉开药，患者服药之后效果也很不错！这就是笔者遇到过的一个典型的情绪致病的例子。

# 第十三章 性理疗病法
## ——肿瘤治疗注重性、心、身的统一

性理疗病法为清末人所创，其以语言交流为手段，运用五行学说、七情致病来说明人的性格与气质的阴阳消长规律及人体健康的关系，开解劝导患者，达到治愈疾病的目的[47-50]。其实性理疗病法与我们现在所说的心理疗法类似，但性理疗病法与中医基础理论之间存在一定的联系，其根源于中医，且其论述的"五毒致病"学说及其治疗方法的确能在临床治疗疾病特别是治未病时获得很好的疗效，现笔者将其浅述于下。

性、心、身三界是有机统一的，"人非三界不能生。身为物根，心为命根，性为德根。"三者运行起来，彼此依存，相互制约，不能分割。三界中"性"的分量最重，"天地有坏，我性无坏"。其中"性"又分为三个方面：天性、人性、禀性。与生俱来的性称为天性，父精母血结合所得的性为人性，后天习惯养成的性为禀性。天性纯善无恶，为人不为己。天性流露出来的是仁、义、礼、智、信、温、良、恭、俭、让。仁是仁爱、平等；义是正义、道义和情义；礼是礼节，礼敬天下的人和事物；智是智慧，正确的知见；信是信用；温是温和；良是善良；恭是恭敬；俭是节俭；让是忍让。天性为主的人性情温柔，待人和气，身体为肉身，能存万古，因为性是天地万物的根。禀性纯恶无善，有薄有厚，禀性为主的人满怀怨恨，表现为怒、恨、怨、恼、烦五种反应，这也是五毒致病的来源。习性可善可恶，近朱者赤，近墨者黑。做善事生善性，做恶事生恶性。习性恶的一面是物欲横流，吃喝无忌。只有去掉习性、化除禀性，才能圆满天性。

"病是外添的""性格好，病魔跑""三分药，七分养，善治不如善养"等言论都是与性理疗病法相关的言论。外添五毒即人与人交往时产生的怒、恨、怨、恼、烦五种不良情绪，分别与肝、心、脾、肺、肾相对应，即怒伤肝、恨伤心、怨伤脾、恼伤肺、烦伤肾。怒与木相对应，作用于人体的肝胆系统，所以怒导致的疾病大多与肝胆有关。例如大怒之后有头晕眼花、耳聋牙痛等气血上冲的临床表现，甚至出现口眼歪斜、半身不遂、抽搐时作的中风表现，均是气血逆乱的结果。恨与火相对应，作用于人体的心与小肠系统。人的精神主宰是心神，所以精神类疾病如癫狂失语，心脏相关性器质性病变如冠心病、心肌炎、心肌梗塞等多与此有关。怨与土相对应，作用于人的脾胃系统，脾胃主运化水谷，因此由脾胃运化失司所致的水肿、胀满、胃脘疼痛，甚至胃炎、胃溃疡、胃癌等多与怨有关。恼与金相对应，作用于人体的肺与大肠系统，常见的气喘咳嗽、肺炎、肺结核、肺癌等均与恼有关。烦与水相应，作用于人体的肾与膀胱系统，临床所见的腰酸背痛、肚腹胀满膨隆、腰椎间盘突出、尿毒症等疾病多与此有关。

除此之外，前人还根据人的声音、形态、行动等特点，按照五行的属性将人划分为五行人，即木性人、火性人、土性人、金性人、水性人，再根据社会属性和性格特征的"善"与"不善"在五行人中又划分出阴阳。如木性人分阴木性人和阳木性人，面长瘦而露骨，上宽下窄，色偏青，肩背耸直，脚步高压有声，语言直爽而短，气宇轩昂的人为阳木性人；阴木性人则与之相反，表现为情绪好怒、性情粗暴、出言撞人、气量窄小等。

对于这种情志致病，前人总结了治疗方法：通过语言帮助患者找到引发疾病的消极意志，进而找出导致疾病产生的事件缘由；再通过语言劝说，解开患者的心结，认识到自己与别人生气是一种伤害自己的行为，反省自己的内心，则心神得明、内心得安，脏腑气机恢复正常；最后通过汗、吐、下等渠道将病邪排出体外，疾病向愈。临床上有很多患者因为情志抑郁无处发泄，积蓄已久，发病时已经是晚期。作为临床医生，如何帮助这一类患者解开心结，阻止疾病向晚期发展，是我们应继续努力的方向。因为性理疗病法是在医生与患者之间通过语言劝导完成的，这就要求医生自身需要具有较高的道德修养，才能让患者更容易接受。

前人认为，对于情志致病的患者，可以通过以下几个方面实施治疗：

第一为收心法。对于多方求医但收效甚微的疑难重症患者，或是家庭条件较差的贫困患者，疾病迁延不愈，心中无定见，见其心神涣散。因此医生要先安抚其心，得到患者的信任，抓住患者的"神"，才能在治疗疾病过程中处于主导地位。

第二为顺心法。根据患者所患疾病，推导患者属于五毒中的哪一毒致病，循循善诱，让患者讲出心中不满的情绪。在讲述过程中，若患者情绪失控难以自持，医生不必横加阻拦，要等患者的情绪宣泄殆尽，这可以帮助患者释放阴面的情绪。

第三为养心法。养心法承接顺心法，经过顺心之后，倘若患者五毒释放殆尽，情绪逐渐平静，这时医生需要引导患者反省自己的所做所想，使患者自净其心、自明其意，能够客观地看待事情的缘由，找到自身问题所在，宽恕他人，可帮助患者恢复正气。

第四为驱病法。通过上述方法使患者逐渐认识到自己与他人生气是一种错误的行为，通过反省自身，在心中悔过，心一动则百骸皆为之所动，脏腑经络的气机逐渐恢复正常。正胜则邪自退，机体可通过汗、吐、下三法，将病邪驱逐出体外。

第五为愈后调理法。与常见的调理方法不同，性理疗病法主要通过教育患者遇事"不怨人"，以儒家"五常之礼"约束自己。神安则五脏平，帮助患者建立健康的心态，可从疾病源头防止消极情绪的产生，从根源上杜绝一些疾病的发生。

笔者在临床上不仅用这样的方法来治疗患者，还推荐一线的医生用此法来平衡和治疗自己。随着社会经济的发展，人变得越来越浮躁，因此现在很多年轻人的情绪都较为抑郁，甚至发展为抑郁症。现代医学阐述抑郁症是以显著而持久的心境低落为主要临床特征，情绪的消沉可以从闷闷不乐逐渐发展到悲痛欲绝、自卑抑郁，甚至悲观厌世，有自杀的倾向，更严重者可能出现幻觉、妄想等精神疾病的症状。然而在医疗技术迅速发展的今天，抑郁症的发病机制尚不清楚，其治疗的方案并不成熟。相关研究表明，对抑郁症患者追踪10年，有75%～80%的患者病情多次复发。这提示我们在治疗上应更加注重平时的预防性治疗，而性理疗病学就可以广泛应用其中。

恶性肿瘤患者抑郁焦虑的症状并不少见。大部分患者在罹患肿瘤前就有情绪上的问题，他自己可能并不知道，但是这种"不良情绪"已经在他身体里慢慢落了根，等到时机成熟就开始表现于外，这个时候肿瘤往往就已经到了晚期。倘若在平时人们能善于调理自己的情绪，做到"不以物喜、不以己悲"，或许就没有如此复杂的疾病产生。

# 第十四章　体质因素与肿瘤发病密切相关

## 第一节　体质与肿瘤发病之间的关系

　　体质天成，影响终生。人的体质是人类生命活动的重要表现，是在先天禀赋和后天获得的基础上形成的在形态结构、生理功能和心理状态方面综合的、相对稳定的固有特质。中医将人的体质特点与不同疾病的演变规律、影响因素、分类标准相结合，用于指导疾病的预防、诊治、康复和养生，并形成了一门新的学科——中医体质学。北京中医药大学王琦教授经过系统整理医著和文献，提出了许多独创性理论。他将人的体质分为九种，包括平和质、气虚质、阳虚质、阴虚质、痰湿质、湿热质、瘀血质、气郁质和特禀质，这也是目前学界公认的九种体质。不同的体质类型在形态特征、心理特征、病理反应状态、发病倾向等方面各有特点。因此，用"辨体—辨病—辨证"的诊疗模式诊治疾病，也是一种新的诊疗方法。[51]

　　癌症顾问委员会于1981年明确提出：1/3癌症可以预防；1/3癌症若能及早诊断，可以治愈；1/3癌症可以减轻痛苦、延长生命。因此对于肿瘤治疗来说，早期发现的意义甚至高于治疗的意义。然而，早期恶性肿瘤患者的临床表现不明显，常并无任何不适，也无舌脉异常，常常陷入"无证可辨"的尴尬境地。简单地采用"辨病治疗"的原则，虽能取得一定成效，但并不能解决根本问题。晚期肿瘤患者由于久病缠身，脏腑功能失调，常常出现瘀、痰、毒互结，寒、热、虚、实错杂的局面。与初期"无证可辨"相反，晚期肿瘤患者常常是证多难辨、虚实难分。如何准确把握病机，正确辨证论治，是临床中肿瘤治疗及用药所面临的疑难问题。

　　体质偏颇是恶性肿瘤发病的重要原因。如何知晓体质偏颇与否？首先要辨体，《中医体质分类与判定》中记录了详细的辨别方法，这里不再赘述。王琦教授及他的团队通过对中国一般人群的体质类型进行流行病学研究，发现平和质占32.14%，偏颇体质占67.86%；而在偏颇体质中，又以气虚质、湿热质和阳虚质为多见，分别占13.42%、9.08%和9.04%[52]。这就证明，大部分人属于偏颇体质，偏颇体质类型的人患病率远高于平和质。而且通过临床工作我们发现，经过放化疗、手术治疗的患者常常会出现体质的转变，这些治疗手段是否会直接导致中医体质发生转变？体质的变化又是否会直接影响治疗效果？

目前许多专家学者通过研究某一特定人群（例如肺癌）在某特定时间节点的体质，从而判定某一疾病与某种类型体质密切相关，笔者认为这种调查方法是不科学的。这是因为：①中医体质的判定量表多偏于主观，需要患者具备一定的医学知识并对自身情况有非常敏锐的观察能力，很多患者难以达到这样的要求，因此量表的调查结果往往也存在一定的误差；②在判定体质时，一个人往往具有多种体质类型，我们不能以某一种体质的"得分"最高直接判定患者的体质类型；③中医体质的调查应该是一个长期的过程，应调查某一类人群从患病前到患病后再到治愈后的体质变化，单纯调查某一时间节点的体质类型显然是不能说明整体情况的；④患者的体质类型要与患者的临床表现相结合，即将辨体和辨证相结合，才能最终得到结果。因此，个体体质因素与肿瘤发病之间的相关性及确切程度尚不能确定。虽然目前不能肯定中医肿瘤体质辨识可以作为预防肿瘤的一项有意义的手段，但在早期发现的癌前病变中进行体质辨识，对于中医药早期干预肿瘤治疗、预防肿瘤都有深远的意义。

恶性肿瘤作为一种慢性虚损性疾病，其发病是在各种致病因素刺激下从量变到质变的过程，而在九种体质类型中，除了平和质，其余八种体质或多或少都会对疾病的预后转归产生影响。笔者并不认为某一种体质会对疾病转归起决定性作用，但事实上是目前所有的治疗方法都是为了把偏颇体质转变为平和体质，从而缓解临床症状。但能否真正延长肿瘤患者的疾病进展时间和总生存时间，这个问题仍有待研究。

## 第二节　体质与肿瘤转移复发之间的关系

前面我们提到，不论哪种治疗方法，其目标都是将人的偏颇体质转变为平和体质，从而缓解临床症状。临床中大量案例表明，八种偏颇体质虽无严重程度的区分，但是各种体质之间的转变往往也对肿瘤的转归产生极大的影响。目前通过手术、放化疗治疗之后，一部分肿瘤患者可以达到"无瘤"状态，但是很快又会从"无瘤"转变为"有瘤"。这意味着，即使是已经达到"无瘤"的临床痊愈状态，肿瘤仍有复发转移的可能，原因在于治疗手段改变了人的体质。正气虚是肿瘤转移复发的关键所在，而正气虚可以表现为体质的变化。因此，通过体质辨识尽早地察觉到人的体质变化，可以达到减少肿瘤复发转移概率的目的。

## 第三节　九种不同体质与肿瘤防治之间的关系

（1）平和质。平和质的人一般比较强健壮实，形体适中，面色红润，精力充沛。这种体质类型的人平时患病较少，对外界环境的适应能力较强，即使感邪临床表现亦较轻，预后较好。这种体质类型的人先天禀赋良好，后天调养得当，不属于罹患肿瘤的高危人群。

（2）气虚质。气虚质的形成源于元气不足，是以气息低弱，机体、脏腑功能状态低下为主要临床特征的一种体质状态。患者见语音低怯，气短懒言，肢体容易疲乏，精神不振，易出汗，舌淡红，舌体胖大、边有齿痕，脉象虚缓。且平素体质虚弱，卫表不固，易患感冒，病后抗病能力弱，迁延不愈，易患内脏下垂、虚劳等病。气虚质的患者不耐寒邪、风邪、暑邪。气虚质多因先天体弱，后天失养或病后气亏所致。

中医认为，肺主气，司呼吸，肺为娇脏，与大肠相表里。那么肺癌、肠癌患者体质是否更偏向于气虚质呢？一项基础研究[53]调查了254例肺癌患者，研究结果发现，这254例肿瘤患者中气虚质占32.3%，远超其他体质类型。这也为我们临床提供了思路。气虚质意味着免疫功能低下，如果一个人的体质类型是气虚质，临床上我们需要特别注意要益气固卫、强肺保体。如果一个肿瘤患者为气虚质，不管是哪种类型的肿瘤，我们要注意预防肿瘤向肺、肠转移。中医方剂中有玉屏风散、补肺汤，可作为临床预防保健常用方剂。

（3）阳虚质。由于阳气不足，阳虚质是临床表现以虚寒症状为主要特征的体质状态。患者形体多白胖，肌肉不壮，平素畏冷，手足不温，喜热饮，精神不振，睡眠偏多，舌淡胖嫩、边有齿痕，苔润，脉象沉迟而弱。发病多为寒证，或易从寒化，易生痰饮、肿胀、泄泻、阳痿；不耐受寒邪，耐夏不耐冬，易感湿邪。多因先天不足，或病后阳虚所致。如家族成员均有虚寒表现，胚胎孕育时父母体弱，或年长受孕、早产，或平素偏嗜寒凉损伤阳气，或病久阳亏，或年老阳衰等。

阳虚即阳气不足，李可老中医认为："人身各处，但凡一处阳气不到，便是病"。人体气血津液需要阳气的推动和温煦，肿瘤的形成是由于寒湿伤阳，津液精血运行缓慢甚至停滞，形成了瘀血、痰湿、食积等有形之邪，有形之邪阻滞气机，将阳气隔绝于外，阳气不能温煦脏腑，形成恶性循环。治疗上以温阳散寒为主，根据不同脏腑阳虚的特点辨证用药，例如阳虚体质患者罹患肺癌，以四逆汤、附子理中丸、麻黄附子细辛汤为基础方，合小青龙汤、阳和汤等温阳散寒。

（4）阴虚质。由于体内津液精血等阴液亏少，以阴虚内热为主要特征的体质状态称为阴虚质。阴虚质的人形体瘦长，常见手足心热，面色潮红、有烘热感，目睛干涩，视物昏花，平素易口燥咽干，口渴喜冷饮，大便干结，舌红少津少苔，皮肤偏干、易生皱纹，眩晕耳鸣，睡眠差，小便短涩，脉象细弦或数。平素易患阴亏燥热之证，或病后易见阴亏的症状；不耐热邪，耐冬不耐夏，不耐燥邪。多因先天不足，或久病失血，纵欲耗精，积劳伤阴所致。如家族成员形体多偏瘦，胚胎孕育时父母体弱，或年长受孕、早产，或曾患出血性疾病等。阴虚体质常合并其他类型，常见气虚合并阴虚、阳虚合并阴虚。肿瘤在体内生长，消灼津液，消耗精血，从而使患者从平和体质渐渐变成阴虚体质。

（5）痰湿质。痰湿质是由于水液内停而痰湿凝聚，是以黏滞重浊为主要特征的体质状态。常见患者形体肥胖，腹部肥满松软，面部皮肤油脂较多，多汗且黏，胸闷，痰多，容易困倦，平素舌体胖大，舌苔白腻，口黏腻或甜，身重不爽，脉滑，喜食肥甘，大便正常或不实，小便不多或微混，对梅雨季节及湿环境适应能力差。多因先天遗传，或后天过食肥甘所致。

痰湿体质的人往往是肿瘤的好发人群。肿瘤发病在于气血、痰湿、瘀血凝聚，日久形成阴实。脾为生痰之源，肺为储痰之器，水液内停，痰湿凝聚，日久形成痰湿体质，责之肺与脾。纠正痰湿体质，关键在于健脾补肺、祛湿化痰。可以参苓白术散作为治疗的基础方，同时饮食上要注意清淡饮食，少食油腻食物等。

（6）湿热质。湿热质是以湿热内蕴为主要特征的体质状态。临床常见形体偏胖，平素面垢油光，易生痤疮粉刺，舌质偏红，苔黄腻，容易口苦口干，身重困倦，心烦懈怠，目睛红赤，大便燥结或黏滞，小便短赤，男性易见阴囊潮湿，女性易见带下增多，脉象多见滑数。患者对湿环境或气温偏高（尤其夏末秋初）、湿热交蒸气候较难适应。多因先天禀赋，或久居湿地、善食肥甘，或长期饮酒、火热内蕴所致。就地域来说，南方天气变化以湿热为主，因此湿热体质以南方人多见。就肿瘤发病来说，湿热体质以肝癌初期患者最为多见。肝经湿热下注，患者上述症状明显。治疗上，龙胆泻肝汤、二妙散是调治湿热体质的常用方剂。

（7）瘀血质。瘀血质是指体内有血液运行不畅的潜在倾向或瘀血内阻的病理基础，并表现出一系列外在征象的体质状态。瘀血体质以瘦人居多，平素面色晦暗，皮肤偏暗或色素沉着，容易出现瘀点、瘀斑，口唇暗淡或紫，舌质暗有点状、片状瘀斑，舌下静脉曲张，脉象细涩或结代。易患痛疾，女性多见痛经、闭经或经血中凝血块多，或经色紫黑有块、崩漏，或有出血倾向，甚则吐血；不耐风邪、寒邪。多因先天禀赋或后天损伤，忧郁气滞、久病入络所致。其中舌质紫暗、有瘀点瘀斑为诊断的主要依据。大部分肿瘤患者体内均有瘀血蓄积，瘀血的形成在于寒性凝聚，致使血液停滞，形成血块，日久化为瘀血；或脏腑器官功能损害，血液运行受阻。临床上常用理气通络、活血化瘀的中药进行调理，也可以通过运动加速气血的流通，促进瘀血结块的消融。

（8）气郁质。气郁质多因长期情志不畅、气机郁滞所致，是以性格内向、不稳定、忧郁脆弱、敏感多疑为主要表现的体质状态。形体以瘦者为多，性格内向不稳定、忧郁脆弱、敏感多疑，对精神刺激适应能力较差。患者平素多呈忧郁面貌，神情烦闷不乐，善太息，或嗳气呃逆，惊悸怔忡，健忘，痰多，大便多干结，小便正常，舌淡红，苔薄白，脉弦细。易患郁证、脏躁、百合病、不寐、梅核气、惊恐等病证。患者对精神刺激适应能力较差，不喜欢阴雨天气。多因先天遗传，或因精神刺激、暴受惊恐，或所欲不遂、忧郁思虑所致。

肿瘤患者大多在确诊肿瘤后逐渐转变为气郁质，气郁则血停。气郁质是恶性肿瘤患者复发转移的常见体质，因此气郁质的肿瘤患者应多参加集体活动。很多临床医生也意识到了这一点，并鼓励肿瘤患者之间进行沟通，例如组建病友群、定期开展交流活动等，这都是良好的交流方式，平时也可酌情服用逍遥散、柴胡疏肝散等方剂以舒肝解郁、调畅情志。

（9）特禀质。特禀质多由先天因素和遗传因素导致，如先天性、遗传性的生理缺陷，先天性、遗传性疾病，过敏反应，原发性免疫缺陷等。

过敏体质者表现为容易对药物过敏，易患花粉症；遗传疾病如血友病、先天愚型等；胎传疾病如"五迟""五软""解颅"、胎寒、胎热、胎赤、胎惊、胎肥、胎痫、胎弱等。特禀质类型的人对外界环境适应能力差，如过敏体质者对过敏季节适应能力差，易引发宿疾。特禀质在肿瘤患者中所占比例较小，然而特禀质的肿瘤患者往往预后较差，需要我们密切关注。

# 第十五章 疏通经络的神奇力量
## ——循环指压健康疗法

《灵枢·经脉第十》[54]言："经脉者，所以能决生死，处百脉，调虚实，不可不通"。这里的"经脉"指的就是经络。"得气"古称"气至"，近称"针感"，现在我们将"得气"理解为一种感觉，是毫针刺入腧穴一定深度后，施以提插或捻转等行针手法，使针刺部位获得"经气"感应的一种感觉。而循环指压"得气"是指以指压代替针刺，刺激各处穴位，使穴位处获得"经气"感应。陈玉琴开创了循环指压健康疗法，其核心就是疏通经络。

陈玉琴并非正统中医科班出身，但她通过学习和实践总结出了一套独特的敲经理论[55-57]。她对于中医治疗疾病的一些观点值得我们思考和借鉴。

陈玉琴对肿瘤形成的看法独树一帜。她认为，并不是所有癌细胞都会形成癌症，癌细胞是由于人体细胞的修复能力不够形成的。一般来说，人体有很强的自我调节能力，胃肠道里面存在细菌，但是人体也可以正常运转。陈玉琴讲过一个很生动的例子来解释癌细胞的形成：一间房子屋顶漏水，穷人和富人会采取截然不同的措施。富人会请有经验的工匠，用上好的材料修补屋顶，修补之后的屋顶比以前的还要好。那穷人呢？一般的穷人没有这么多钱请匠人和买材料，便随便拿一些现有的、能用的材料自己动手修补屋顶，他修补的屋顶并不美观，花花绿绿的，但是也能在下雨天遮风挡雨。肿瘤细胞就是穷人修补屋顶的材料，良性肿瘤就是穷人修补的屋顶。那恶性肿瘤呢？恶性肿瘤是这户人家太穷了，没有任何可以拿来修补屋顶的材料，风雨一来，就把房子刮倒了，这就是恶性肿瘤。富人就是气血旺盛、肌肉壮实的人，一些小的机体损伤在五脏六腑的协调运动中是可以恢复如初的。一般的穷人就是身体素质一般、稍劳累就有明显疲倦感的人。更穷的就是那些弱不禁风、身体瘦弱的人。这个例子生动形象，从侧面表现出了人体自身调节的重要性。陈玉琴的讲座中有一些理论对于帮助我们认识肿瘤、治疗肿瘤有一定的价值，笔者将其整理、摘录如下，供各位同道及患者参考。

如何做到自身调节？如何帮助"穷人"变"富人"？

首先不要生气。不生气，分为不生怒气和不生闷气两种。肝经左升，肺经右降，经常发火动怒，肝气冲逆向上，人体里的垃圾、糟粕本身是往下走，而肝气冲逆把原本应该下行的糟粕挡住了，堆积久了就形成了包块。这个包块一开始只是脂肪瘤，属于良性肿瘤，日久慢慢变成恶性肿瘤。良性肿瘤阻塞了局部经络，气血流通不畅，我们通过调节情绪、疏通经络、口服中药等方法还是有很大可能治愈的。恶性肿瘤也是如此。不管良性还是恶性，总的来说都是因为身体"能力不足"形成的，但能力不足就帮助其补足，不一定非得通过放化疗、手术继续摧毁这个人的能力，这样经络可能更加不通，气血更加阻滞。

肿瘤只是影响健康的因素之一。各种肿瘤其实只有名称不同，没有实质性的差别，均是由人体修复能力不足所致，因此并不是所有肿瘤都需要积极接受"三驾马车"的治疗。另外还有一个有趣的问题，是不是所有肿瘤患者都死于肿瘤？临床医生都知道，晚期恶性肿瘤患者全身各器官衰竭，最终往往死于心脏功能衰竭。心脏停止跳动，人就死亡了。一个器官出现肿瘤，影响的是整个人体，局限于对瘤体的治疗是行不通的。

上面我们按照陈玉琴的理论讨论了肿瘤的形成，那么肿瘤该如何治疗呢？肿瘤的形成和人的气血经络不通密切相关，气血通畅对人体正常运转有一定帮助，而便捷、易于操作的循环指压法可以通过刺激经络穴位调节气血。笔者在临床操作时不局限于指压法，还提倡拍打法。如何拍打？循着经络拍打，不必局限于某一处的穴位，可以用手掌、硅胶按摩板等拍打，力度以患者能耐受为宜，每天拍打10～15分钟可促进血液循环，使气血通畅。

人的身上一共有十二条经络，以下笔者以膀胱经和胆经为例进行介绍。膀胱经的走行路线最长，穴位众多。膀胱主管一身水液代谢，性本寒湿，而水液代谢也是人体"排毒"的一个方法。拍打膀胱经的重点穴位为臀下殷门穴（大腿后侧，承扶穴和委中穴连线上，承扶下6寸），其穴义为"膀胱经经气在此升至天之天部"，气血等物质为天部之气，在此处循膀胱经上行并散热冷降。因此拍打、刺激此穴可以疏通膀胱经气血，促进水液代谢。同时，癌毒也容易聚集在这个穴位，若癌毒久积难散，体内必定会出现肿物。平时要使这个穴位保持气血流通，则癌毒得以循水液外流。临床上并不局限于拍打这一个穴位，笔者多指导患者以臀下线、腘窝为界，适度拍打大腿中间这部分，以见瘀血为度。

胆经是一条很关键的经脉。《黄帝内经》曰："肝者，将军之官，谋虑出焉；胆者，中正之官，决断出焉"。胆主决断，同时它还需承受肝下传之毒，因此很容易出现瘀滞堵塞。敲胆经不仅可以增加胆经循环的气血流量，同时也可以缓解肝脏的压力，提高人的决断能力，增强自信心。身心本是一体，心理出现问题必然会产生相应的生理病变，如经常生闷气的妇女就很容易发生子宫、卵巢和乳房的肿瘤，恐惧和忧虑容易造成男子勃起障碍，脾气急躁的人易患高血压、心脏病等。如果你的胆功能强大，你所谋虑的事情就能够及时被决断，你的心情也就会舒畅，如果你所谋虑的东西不能及时被决断，便会产生抑郁。

胆经为足少阳经，是半表半里之经，与外界并无直接的通道，故其浊气须借肠道而出，所以有些患者敲胆经后排便量会增加，这是浊邪外出的表现。也有些患者敲完胆经后觉得头痛脑胀、失眠多梦，这多半是因为胆经的浊气没能及时从肠道排出，而循手少阳三焦经上行于头面所致。按压、点拨动胆经的阳陵泉和三焦经的支沟穴可以在一定程度上改善症状。

调胆经最简单的方法就是敲打，但是夜晚23点到凌晨1点敲胆经容易导致肝火旺而失眠，所以这个时间段禁用。敲打时不需要很用力，把自己的手举起来，随势下降敲打，一般不会敲出皮肤淤青。敲出淤青有两种情况：①敲的时候力气太重了，应等淤青退尽后再敲，每天每条腿只需要敲2分钟；②机体本身的凝血因子不够，平时皮肤也容易出现淤青，这需要我们平时在饮食上更加注意。敲胆经后再养成早睡的习惯，人体的气血就会逐渐充盈，自我调节能力就会变强。

遇到问题尽量不要生气，生气造成的病是很难治疗的，因为我们的身体可能无法消化不良情绪，而情绪却可以使内分泌紊乱，使身体内部混乱。痛经、小叶增生、乳腺癌、胃出血、胃溃疡、白血病、红斑狼疮等疾病都与情绪有一定关系。老人和孕妇敲胆经要适度，因为血升得太快，人体的气血运行也会增快，老人和孕妇保持气血平和对于健康来说最重要。

敲胆经的具体方法：身体平坐（坐在床上或者椅子上，保持一定高度使操作方便即可），将一条腿搁在另一条腿上面，用自己的拳头从屁股开始敲，沿大腿外侧一直敲到膝盖，另一条腿重复上述动作。每次敲打时速度不要太快，力度以自己耐受为宜，把自己的手举起来，随势下降敲打100～200下即可。每条腿每天敲两分钟左右就够了，敲的时间可自行决定，目的是刺激胆经，使胆汁分泌充足，促进气血生成。

除了敲膀胱经和胆经，其余九条经脉都可以通过敲打使经络疏通，从而加速气血流动。将此法用于不同疾病的治疗过程中，可以起到一定的治疗作用。读者倘若有兴趣，可以在网上自行搜索陈玉琴老师的视频观看，这里不再一一详述。

除了陈玉琴用"敲胆经"治病，目前也有越来越多的中医推拿医师加入到肿瘤防治的队伍中来。推拿按摩相比于其他治疗方法，具有相对安全有效、简易环保、化繁为简的优势，被众多在临床中的应用十分广泛。

也许有读者会心生疑惑，推拿按摩难道可以治病吗？"按摩""一词在《黄帝内经》中就有提及，"形数惊恐，经络不通，并生于不仁，治之以按摩醪药……"，提示按摩具有疏通经络的作用。而"推拿""一词，最早见于明代医家万全的《幼科发挥》，书中提到了推拿治病的方法。后世提到的按摩，多以推拿代之。传统推拿通过摆动、摩擦、挤压、叩击、振动、运动关节等基本手法，利用手法直接的机械作用力，可以用于关节错位的纠错、归位等。此外，推拿亦与经络腧穴理论有关，有调理脏腑、阴阳的作用。

推拿直接作用于局部皮肤，可对皮肤血管产生作用力从而加速局部血液循环；不断按揉摩擦皮肤所产生的热量亦可以加速局部组织的新陈代谢。

此外，推拿在癌性疼痛方面亦有一定的疗效，关键在于循经是否正确、取穴是否准确、手法是否到位。按压疼痛点（阿是穴）可以帮助癌症患者减轻疼痛。对于恶性肿瘤癌性疼痛患者而言，通过"按压腧穴镇痛法"按揉局部皮肤，可以放松或解除肌肉紧张，提高疼痛阈值，使疼痛减轻；应用"推揉滚拨理筋法"可以加速血液循环，对于"不通则通""不荣则痛"（经络、气血不通或不荣引起的疼痛）的癌性疼痛患者尤为有效。那么临床上该如何找到疼痛点？可以先按压远离病变部位的疼痛敏感点，如果疼痛不能有效缓解，继而按压手足相关反射区敏感点。有医家将这些疼痛敏感点理解为原始痛点，认为疼痛在身体上的体现是因为别处的肌肉、关节、组织产生了病变，治疗时找到疼痛点就相当于打开了身体治疗的开关。

# 第十六章 肿瘤血管生成与中医络病
## ——病络的相关性

《肿瘤学》（第4版）教材在绪论部分提到："人们普遍认为癌症是医学的失败，患上癌症便是被判了死刑；然而这样的时代已经一去不复返了。今天，不管是通过手术、放疗、化疗或者综合治疗，已经有30%以上的癌症可能得到根治。"大家看到这段话之后的体会是什么？笔者最大的感受是：肿瘤治疗绝非易事，即使有30%以上的肿瘤可以得到根治，但并非30%以上的肿瘤患者可以得到痊愈。绝大部分肿瘤患者的治疗方案止步于肿瘤的复发和转移。以往我们总把肿瘤治疗的过程看成是人与瘤的斗争过程，因此不断削弱瘤的力量，以期能够获得人体的胜利，但肿瘤治疗其实是一场人体和自身的斗争。

1889年Peget提出"种子—土壤"学说，认为肿瘤转移是特殊的肿瘤细胞（种子）在适宜的微环境中（土壤）生长发展的结果。许多学者做了大量的研究工作，提出了相似的结论。其实这种微环境对肿瘤的影响早在《黄帝内经》中就有相关的表述，"正气存内，邪不可干"，通过调整人体的气血阴阳（即微环境）治疗疾病，要比单纯治疗肿瘤的疗效好。

基于以上现状，我国著名中医学家王永炎院士通过总结中医经典理论，提出病络是一种病机，具体体现为各种病理因素在以络脉为幕布进行病理投影的移变[58-59]。络脉无处不在，网络全身，病络产生的原因有络脉虚、络脉瘀、络脉损等多种原因。络风内动是病络的主要表现形式。络风内动体现了络脉形质的易变性，由于风侵、寒袭、暑蒸、湿结、燥火、体虚、瘀阻、痰凝、水停等，使得气血在脉中运行失常或不循常道，导致逆乱动风或络伤血溢。

病络学说源于《黄帝内经》，经张仲景对络脉的发展，集大成于叶天士。叶天士提出"久病入络""久痛入络"的观点，丰富了病络学说的理论。病络的前体是络脉，络脉从经脉别出，逐层细分，遍布全身，参与全身机体功能活动。络脉除了承载经脉主导的生理功能之外，同时又具备络脉生理功能的特异性，可加强十二经脉表里两经之间的联系，输布营卫气血，渗灌濡养全身，保证经气环流，贯通营卫。同时，络脉还可加强经络主干与主干、主干与分支之间的气血联系，维持内环境的稳定。络脉既是气血运行的通路，也是病邪传变的途径。《灵枢·百病始生》言："是故虚邪之中人也，始于皮肤，……留而不去，则传舍于络脉，……留而不去，传舍于经……"，六淫外邪伤人致病，先犯络脉，由络脉继而传经致病。也就是说，各种致病因素伤及脉络，或者正虚邪留脉络，导致脉络形质改变或者功能异常，从而形成病络。病络是一种络脉生理功能发生变化后的非正常状态，医者通过干预络脉这种非正常状态，可以对多种疾病进行预防或治疗。

病络生而络病成。病络是瘤毒向周围组织浸润和远处转移的基础，肿瘤的浸润转移与毒生病络伴随发生。有学者认为[60-61]，病络产生后，瘀血、湿浊、热毒等病理产物胶结于病络，最终络脉恣行、增生无节制或络脉瘀阻。瘤毒所依附的病络及周围瘀血、痰湿、瘀毒的程度与肿瘤转移的速度密切相关。病络的形成是病邪长期伏藏于络脉的过程。肿瘤初期，正气渐虚，病邪伏藏，瘤毒经病络向周围侵袭而不易被察觉，侵袭其他部位的肿瘤通过病络从人体获得气血，使得肿瘤进一步向中晚期进展。随着正邪之间进一步交争，正气不断被削弱，瘤毒日渐强盛，正不胜邪，最终导致疾病恶化，脏腑功能逆乱，气机衰败，阴阳离决。

病络理论的提出极大地丰富了中医治疗肿瘤的内涵。治疗上可稳定机体内环境，增强人体免疫力，结合各种治疗方案调整患者络脉瘀滞或过度增殖的病理状态，从而改善患者生活质量，延长患者生存期限。正所谓"经脉者，所以能决死生，处百病，调虚实，不可不通"，通过畅达经络来防治肿瘤，不失为一个好的办法。

中医认为疾病的发生是邪正相争的结果，疾病发生、发展的过程也是正邪发展的动态过程，或正胜邪退、邪去正复，或正不胜邪、病情加重，或邪正相持、病情稳定。邪正相持，正气虽存但不胜邪，邪气虽存但不伤正，正气不能及时清除邪气，邪气潜伏在正虚之处，流连于人体，待时而发，伺机而作，此谓"伏邪"。许多疾病的发生、发展及预后都与伏邪有关，肿瘤也不例外。

"伏阳"，初见于《黄帝内经》，"民病伏阳在内，烦热生中，心神惊骇，寒热间争；以久成郁，即暴热内生，赤风气肿翳，化生疫疠，乃化作浮热内烦，痹而生厥，甚而生厥，甚则血溢""阳气升则津液化，而得上输下布也"。"伏阳"源于脾胃损伤，中阳不足，清阳不升，运化失司，津液失去输布，痰湿内生，里虚外寒，瘀血为患。人体阳气依靠脾胃运化水谷以充养全身，脾胃功能紊乱直接导致机体阳气失去常态，血行不通，渗灌失司。脾胃健运，中阳温运则气血输布通畅。因此，"伏阳"的产生以中阳不足为本，以病理产物之郁结为标。

肿瘤患者手术、放化疗后，频频出现口干、纳差、恶心、呕吐等症状，常兼有疲乏、多汗、烦热，其证候偏于脾胃损伤，虚实夹杂，而致伏阳内生。在伏阳状态下，人体内有痰瘀互结，外有阴邪缠身，内外相引，蕴结积久，阴毒内生。阳气不升，伏阳化热，阴毒、伏热俱伤血络。痰、瘀阻遏阳气，伏阳为患，阳热游弋于经络脏腑，伤血损脉。

伏邪理论与伏阳理论是一脉相承的关系，伏阳理论在伏邪理论的基础上增加了病络学说来阐述肿瘤的复发与转移。邪毒伤络，正常的络脉便成了病络，病络如载毒的舟楫，将邪毒运往五脏六腑，继而潜藏，伺机发作。

临床上亦常使用病络理论来指导肿瘤治疗，主要为刺络放血疗法。刺络放血疗法是一种操作简单、收效迅速、无副作用的常用操作疗法，但在肿瘤防治中的应用却屈指可数。下面笔者就临床运用刺络放血疗法谈谈肿瘤治疗的一些体会。

首先找病络。正常络脉颜色为暗红色或浅红色，触之不浮露、不阻手，外表不明显、不高凸，粗细适中，分布有序，隐隐伏于皮下，相当于体表明显露出的细小静脉。细致全面地观察患者全身的络脉变化，根据局部皮肤表面的色泽、形态变化，畸形及异常情况，判断是否为病络、畸络。常见病络的发生部位多为头面部、额头及两侧颞部、前臂、大腿、小腿、臀部及胸背部。

其次辨病络。辨病络主要辨发病因素、病程久暂、阴阳表里、寒热虚实、气病血病、络形络色等。发病因素上文我们已经提及，这里不再赘述。所谓辨病程久暂，就是根据患者的病络变化判断患病时间的长短。随着病程的延长，肿瘤发展是一个由气到血、由血到脏腑、由功能性病变到器质性病变的慢性病理演变过程。一般来说，久病不愈的疾病多有络病的存在，但在某些特殊情况下，病程相对短暂的"新病"中也有络病的发生。外感病中，外邪首先侵袭阳络，由阳入阴，最终伤及阴络。内伤诸病，初为气血凝滞，然后出现脏腑功能失调，久病、久痛入络，伤及形质，最终形成肿瘤。

然后辨络脉的阴阳表里，一般在疾病初期，病在人体浅表的阳络，病位浅，病程短，病情较轻；疾病久羁不愈，络病常病在人体深部的阴络，病位深，病程长，病情较重。阳络病变多反映外邪在表的症状，阴络病变多反映为病邪在里的症状。肿瘤为阴实病，病络多以阴络病变为主。

辨络脉寒热虚实。寒邪一般分为实寒和虚寒，实寒多为外界寒邪侵袭或过服生冷寒凉所致，络脉色青或黑，扭曲变形，或呈团块壅滞局部。虚寒多为内伤久病，素禀体虚，阳气耗损而阴寒内生所致，络脉色淡紫或苍白。若见络脉青紫，络体充盈，向四周伸展，此为热毒瘀滞的表现；络脉色红，络体细小，则是虚热的表现。

辨气血主要以辨血为主，分为血虚和血瘀，络中血虚则无以濡养。心络血虚见心悸怔忡，肝络血虚见两胁隐隐疼痛，脑络血虚则见头昏健忘、视物昏花。血瘀日久入络则络脉瘀阻，根据其瘀阻的脏腑不同，临床表现也各不相同。同时，气血之间相互影响，气虚不能生血可导致络脉空虚，络脉运血无力可导致血瘀脉阻，气滞则血行滞涩，久瘀入络。

辨络形络色，《黄帝内经》中记载了血络、盛络、结络、横络、虚络等络脉的形态改变。血络，络中有瘀血；结络，瘀血结聚而明显粗于常脉，为瘀血留滞脉中；盛络，盛相对凹而言，指络脉胀满异于寻常；横络，络脉强于经脉，提示经脉不通；虚络是指络脉发生了凹陷，呈现气血严重不足的状态。

最后看治疗。刺络放血疗法作为一种外治疗法，是如何缓解内脏疾病的？"有诸形于内，必形于外"，人体出现问题，一定会在体表显现出来。病络作为肿瘤疾病的外在经络表现，对肿瘤的治疗有积极作用。《灵枢·经脉篇》言："故刺诸络脉者，必刺其结上甚血者，虽无结，急取之，以泻其邪而出其血"。现代临床上多用三棱针或一次性针头作为刺络放血的工具，通常采用点刺法、散刺法、刺络法、挑刺法。刺络的出血量及治疗次数以患者的病情为主，结合患者的体质、年龄、季节及患者的耐受性等方面决定。

除了刺络放血疗法，我们还可以采用中药内服的方法调治病络。上文我们提到，瘤毒是恶性肿瘤进一步发展的重要因素，瘤毒阻络导致病络丛生是肿瘤发生转移的重要途径，那么其治疗也主要是从清除瘤毒、畅达络脉着手。清除瘤毒按中医的说法是祛邪，活血化瘀、清热解毒、祛痰止咳、通腑泻浊、散结利湿等治法均可应用。畅达络脉要根据患者络脉瘀阻的病因来选择合适的药物。例如，气滞络阻常选用行气通络药，可分为辛香理气、辛温通络、辛香开窍、辛窜通络四种。常用的辛香理气药为乳香、降香、檀香，辛温通络药有细辛、桂枝、薤白等，辛香开窍药有麝香、冰片等，辛窜通络药有马钱子、麻黄、旋覆花等。瘀血阻络则化瘀通络，药用全蝎、蜈蚣、壁虎、地龙、僵蚕、土鳖虫等。痰浊阻络则散结祛痰，药用白附子、白芥子、天南星、皂荚、穿山甲等。

# 第十七章　试从李居明五行改运学说防治肿瘤

　　医者，易也。《黄帝内经》以《周易》为理论基础，从中汲取精华，并将其完整而成熟地发展为古中医学[62]。正所谓："天有四时、五行、九曜、三百六十五日；人有四肢、五脏、九窍、三百六十五节，此乃天人合一也。"中医学中的许多基本原理，如阴阳五行、脏腑经络、五运六气、九宫八风等，都是来自《周易》中的理论。因此，研究《周易》对于我们临床治疗疾病具有一定的指导意义。

　　李居明是一名风水术数师，他的命理批算在圈内颇负盛名。他认为，既然人的命理早有定数，倘若我们知道了自己的命理，就可以提前借助非药物疗法干预命理的发展，利用命理所欠缺的五行来调整日常生活方式，使得五行趋向于平衡；将自己所缺的五行元素补足，就可以改运，使自己尽可能远离病灾[63-64]。笔者将其理论引用到肿瘤的防治过程当中，现简单陈述如下。

　　阴阳五行对人们有着很深的影响，五行缺失的人就变成了"饿命人"。笔者将"饿"解释为"缺"。人有五行，或盈或缺，盈则泻，缺则补。某一行的命理太弱，需要补其不足；某一行的命理太强，则应该抑制其无限制的生长。

　　怎么推算我们的命理缺少哪一行呢？"八字命理"中的"八字"，就是由我们出生的年、月、日、时这四部分组成的，按照古代历法，每个年、月、日、时都各有两个字，合起来一共是八个字，因此称为"八字"。"八字"也被称为"四柱"，即年柱、月柱、日柱、时柱，每个柱中有两个字，第一个为天干，第二个为地支。天干共有十个，分别是甲、乙、丙、丁、戊、己、庚、辛、壬、癸；地支则有十二个，分别是子、丑、寅、卯、辰、巳、午、未、申、酉、戌、亥。"八字命理"的原理基于阴阳五行，和"紫微斗数"等统称"五行术"。相传在黄帝时期，由天皇氏制天干地支，伏羲氏作甲历，创建了中国传统历法，即我们所熟知的农历。一个花甲为六十年，由天干、地支依序排列循环组合而成，从黄帝纪元到现在已历经七十八个花甲。通过八字命理推算可以知道自己所属的五行是什么，例如在哪一天出生，就有一个对应的天干，天干就是我们的日元。李居明推陈出新，在四柱算命术的基础上衍生出饿命学，化繁为简，操作性、实用性极强，且屡屡应验。一个人要什么五行用神，需要用生辰八字（这里的生辰八字以公历为主）来批算，来区分四类人的五行用神。

五行改运学主要是通过调整人的衣、食、住、行，从而补充命理所缺的神。笔者认为这一点也可以用来指导我们治疗疾病，当我们知道一个人属于什么命，那么根据五行相生相克、相乘相侮的关系，我们在用药上可以有一个明确的方向。特别是对于那些身体比较虚弱，但没有具体疾病表现的人来说，通过中药调理，我们就可以做到防患于未然。

"缺金命"（用神以金为首）的人，生于寅月、卯月、辰月（公历2月19日—5月5日）。这段时间属于春天，草木茂盛，但极度缺乏"金"这一元素，为"缺金命"，所以要通过衣、食、住、行等方式来补充"金"的元素，使五行达到平衡。在治疗疾病过程中，"缺金命"表现为肺脏功能不足，具体为肺气虚、肺阴虚等。肺气虚即肺气不足，患者表现为少气乏力，劳作则呼吸急促；人体抗病能力低下，容易感染外邪，易于感冒，多有畏寒、流清涕之症，遇寒冷天气易发生鼻窦炎；常见皮肤干燥、皱缩、瘙痒，秋冬时节天气干燥时尤其突出。母病及子，肺气虚常可导致肾阳不足，水液运行不利，出现尿频尿数，余沥不尽。肺阴虚见肺阴亏损，肺阴不足，虚火内生，炼液成痰，胶固难出，故干咳无痰，或痰少而黏。阴液不足，上不能滋润咽喉而口燥咽干，外不能濡养肌肉而形体消瘦。虚热内炽则午后潮热，五心烦热。热扰营阴而盗汗，虚热上炎则颧红，肺络受灼，络伤血溢则痰中带血；喉失津润，则声音嘶哑。舌红少津，脉细数，皆为阴虚内热之象。除此之外，"缺金命"的人若患有肺脏恶性肿瘤，由于本身命理极度缺少肺金，一般预后不佳。

对于"缺金命"肺气虚的患者，以补益肺气为主要治则，以补肺汤、保元汤、玉屏风散为主方，加入五味子、桔梗、蛤蚧、黄芪、人参、西洋参、核桃仁、黄精、党参等以补肺气为主的中药。在饮食上，肺气虚的患者经常吃红枣糯米粥、黄芪猪肺汤、党参当归乌鸡汤等。肺阴虚患者治疗以沙参麦冬汤、百合固金汤为主，可在处方中加入麦门冬、天门冬、玉竹、石斛、冬虫夏草、沙参、百合等润肺的药物。在饮食上，肺阴虚患者宜进补茉莉银耳汤、白芨炖燕窝、莲子百合汤、糯米银耳雪梨粥、百合鲫鱼汤等。对于肺虚合并肾脏功能不足的患者，治疗以滋肾润肺或补气温肾主要治则，以补阴煎加减为主方。同时，"缺金命"的人多肝旺木盛，易生气发怒，所以我们也需要旺金克木，增强肺金宣发肃降的功能，收敛肝木升发之气。

"缺水命"（用神以水为首）的人，生于巳月、午月、未月（公历5月6日—8月8日、10月8日—11月8日）。5—8月时间为夏季，热气蒸腾，极度缺少水的滋养。但是这种命理的人，不能单单依靠补水来改运，而需要水火相济，以金生源。"缺水命"的人多表现为肾脏阴阳精气不足，主要分为肾阴虚、肾阳虚、肾气虚。肾阴虚患者的临床表现主要有头晕耳鸣、腰膝酸痛、失眠多梦、潮热盗汗、五心烦热、咽干颧红、齿松发脱、形体消瘦、小便短黄或大便干结、舌红少津、脉细数；男子兼见阳强易举、遗精、早泄；女子多伴有经少或经闭、崩漏等。肾阳虚的临床表现有多个方面，其中包括神疲乏力、精神不振、活力低下、易疲劳；畏寒怕冷、四肢发凉（严重者夏天也发凉）、身体发沉；腰膝酸痛、腰背冷痛、筋骨萎软；性功能衰退、阳痿、早泄、易患前列腺炎等；小便清长、余沥不尽、尿少或夜尿频多；听力下降或耳鸣；记忆力减退、嗜睡、多梦、自汗；易患腰痛、关节痛等；易患骨质疏松症、颈椎病、腰椎病等；虚喘气短、咳喘痰鸣；五更腹泻，或者便秘；身浮肿，腰以下尤甚，下肢水肿；小腹牵引睾丸坠胀疼痛，或阴囊收缩，遇寒则甚，遇热则缓；须发易脱落、早白；形体虚胖或羸瘦；面部色青、白、无光或黧黑。肾气虚的主要症状为气短自汗，倦怠无力，面色白，滑精，早泄，小便后滴沥不尽，小便清而次数多，腰膝酸软，听力减退，四肢不温，脉细弱等。

肾阳虚的患者，以温补肾阳为主要治则，以金匮肾气丸为主方。饮食上多食用温肾补阳的药膳，如羊肉炖海参等。肾阴虚的患者，基本治疗原则为"壮水之主，以制阳光"，六味地黄丸是它的代表性方药，可加入女贞子、生地、熟地、元参、龟板、地骨皮、何首乌、枸杞、桑葚等。饮食上多食用桑葚糖水、黄精炖冰糖、莲子粉粥、枸杞酒等。肾气虚患者以补肾益气为主要治则，以肾气丸为主方，常用中药有五味子、熟地、丹皮、泽泻、茯苓、山萸肉、淮山、枸杞子、菟丝子、附子、人参、龙骨、牡蛎、蛤蚧、冬虫夏草、海龙、海马等。肾气虚患者饮食上多食用猪肾粥、金樱子膏、核桃鸭子汤等。

"缺木命"（用神以木为首）的人，生于秋天的申月、酉月、戌月（公历8月9日—11月7日，其中生于10月8日—11月8日的人为缺水命，但是以木为先）。8—11月时间出生的人，金旺缺木，肝木不足，可以通过泻金之子——水来使金更加轻柔。"缺木命"的人常表现为肝脏功能不足，主要包括肝阴虚、肝血虚、肝气虚。肝阴虚症患者见头晕耳鸣、两目干涩、视力减退、面部烘热或颧红、口燥咽干、五心烦热、潮热盗汗、或胁肋隐隐灼痛、或手足蠕动等。肝血虚患者临床表现为筋脉、爪甲、两目、肌肤等失血濡养而见肢体麻木、关节拘急不利、手足震颤、爪甲干枯脆薄；视物模糊、眼花、视力减退，甚至雀盲、眩晕耳鸣；面白、舌淡、苔白、脉细等血虚症状；兼有虚烦多梦、易惊善恐、月经不调等表现。肝气虚患者可见疲乏无力、容易疲劳等表现。肝气虚则疏泄不及，肢体易屈难伸，肝经所循行之处不适，见胸胁满闷、少腹坠胀、善太息；肝气虚则疏泄失常，失于对情志的调畅则见抑郁或烦躁等，失于对经水的调节则可见月经不调等。

肝阴虚患者治疗以滋补肝肾为主，处方以一贯煎、大补阴丸、左归丸为主，临证应用时可配伍玉竹、花粉、石斛、枸杞、菊花、熟地、山药、茯苓、泽泻、山茱萸、丹皮等。饮食上以山萸肉粥、仙人粥为主。肝血虚患者治疗以养肝补血为主，主方为四物汤，可配伍枸杞子、阿胶、龟板胶、知母、人参、黄芪、白术等。饮食上多食用紫米、黑米、黑豆、豆腐皮、红枣等，或小米红糖大枣粥、党参杞子红枣炖鸡、当归生姜羊肉汤、当归黄芪茶等。

"缺火命"（用神以火为首）的人，生于亥月、子月、丑月及初春的寅月（公历11月8日—2月18日），这个时间多为冬季，气候严寒，寒冷至极，需要以火来取暖。"缺火命"的人主要表现为心的功能不足，分为心气虚、心血虚、心阴虚、心阳虚。心气虚、心阳虚多因胸中宗气运转无力，劳累耗气，稍活动则加重病情；气虚卫外不固则见自汗。气虚则血运无力，不能上荣则面色淡白或㿠白，舌淡苔白；血行失去鼓动则脉虚无力。若病情进一步发展，气虚伤及阳气，阳虚不能温煦肢体，则见畏寒肢冷；心阳不振，胸中阳气痹阻，故见心痛；舌淡胖、苔白滑，是阳虚寒盛之症；阳虚无力推动血行，脉道失充，则脉象细而微。心阳衰败而暴脱，阳气衰亡不能卫外则冷汗淋漓，不能温煦肢体故四肢厥冷。心阴虚患者多因情志内伤、五志化火、消灼心阴所致，或因劳伤太过、心阴暗耗，或因热病伤阴、心阴亏损，或因肝肾日久阴虚。心阴不足，虚火内燔，灼伤肝、脾、肺、肾之阴而致其余四脏功能失常。心血虚患者多为久病体弱、血液生化不足，或长期慢性失血，或劳倦过度，导致心血耗损。心血不足，日久可导致肝血不足或脾气虚弱，从而导致肝脾两脏的功能失调。心血不足，血脉流行不畅可致气滞；心血虚进一步发展，又可导致心阴暗耗而出现虚火内扰等证。

心气虚的治疗宜益气养心，处方以七福饮、养心汤、炙甘草汤等，临证应用时可配伍黄芪、党参、白术、茯苓、酸枣仁、柏子仁、甘草等。心血虚、心阴虚的治疗宜滋阴养血、补心安神，处方为天王补心丹、四物汤等，可配伍当归、白芍、熟地、元肉、枣仁、五味子、百合、小麦、黄芪、党参、茯神、远志等。心阳虚的治疗宜补心气、温心阳，处方以桂枝甘草杨、人参汤、参附汤为主。

通过上面的分类，我们已经将绝大多数人的命理分析了出来，但除了以上这四个命理，还有一个命理我们未提及：缺土命。土分为热土和湿土，热土多数为缺火命的人兼有之，湿土多为缺水命的人兼有之，但因为现实中没有人缺土到极致，因此把缺土命的人隐去。除此之外，其实大部分人都不是单纯缺某一个五行，而是同时欠缺其他五行。但是生于何时一定欠缺对应时间的五行，如生于秋天的人五行缺木。

知道自己是什么命理之后，既要注意自己在这方面的不足，也要防止五行相乘相侮。身强喜抑，身强忌扶，身强喜拟；身弱忌抑，身弱喜扶，身弱喜护。身强喜抑，若命理中某一行比较强势，我们可以通过五行来抑制它的生长，具体可以采用"受克、被泄、被分、气衰"的方法。受克，即克我者，补足其能力，甲木见金克；被泄，即我生者，实则泄其子，甲木见火泄；被分，即我克者，甲木见土分；气衰，如甲木见辰巳午未申酉戌。身弱喜扶，若命理中某一行比较衰弱，我们可以通过五行来扶助它的生长，具体可以采用"受生、得授、气盛"的方法。受生，即生我者，如甲木见水；得授，即和我相同，即甲木见木；气盛，如甲木见亥子丑寅卯；气盛、气衰临床上较少使用。

除了上文提到的李居明的五行改运学，我国还有很多通过改变身边环境来调整自己运势和防治疾病的方法。比如传统的五运六气学说，以十天干的甲乙配为土运，乙庚配为金运，丙辛配为水运，丁壬配为木运，戊癸配为火运，统称为"五运"。以十二地支的巳亥配为厥阴风木，子午配为少阴君火，寅申配为少阳相火，丑未配为太阴湿土，卯酉配为阳明燥金，辰戌配为太阳寒水，称作"六气"。六气按照风木、君火、相火、湿土、相火、燥金、寒水的顺序，分别主导一年的二十四节气，谓之"主气"。又按照风木、君火、相火、湿土、燥金、寒水的顺序，分为司天、在泉、左右四间气六步，谓之"客气"。主气分为一年四季，年年不变，客气则以每年的年支推算。比如某年干逢甲，便是阳土运年；年干逢己，便是阴土运年。阳年主太过，阴年主不及，依法推算，便可知某年属某运，提前做好疾病预防工作。年支逢辰逢戌，总为寒水司天，湿土在泉。司天管上半年，在泉管下半年。以此类推，从年干推算五运，年支推算六气，从运与气之间观察其生治与承制的关系，从而判断该年气候的变化与疾病的发生。

除了五运六气之外，还有以《易经》为理论基础，以阴阳五行的生克制化为手段，对一个人的吉凶祸福进行预测的学问——周易预测学。周易预测学作为古代命理学的典型代表，千百年来，经过人们的不断发展与完善，已经形成了一套较为完善的理论。四柱八字即人的生辰八字，不同人的生辰八字意味着不同的命运。人都有生、长、壮、老、已的过程，人和人之间的不同在于运的差异。通过四柱八字的命理推算，可以更加明确自己的五行所缺，从而指导我们更好地防病治病。

# 第十八章　刮痧疗法在临床中的广泛运用

　　刮痧疗法历史悠久，与砭石、针灸、热熨、推拿、拔罐、放血等方法相互演变而生，是一种集穴位刺激、局部按摩、药物外治为一体的治疗手段。刮痧疗法的历史可追溯到 2000 多年前的先秦时期，例如《五十二病方》中多处论述的"布炙以熨"[65]。此外，刮痧疗法与《黄帝内经》所记载的砭石疗法和刺络疗法也有直接关系。虽然刮痧疗法形成的具体时间已不可考究，但长期以来在民间流传，薪火相传，沿用不废。宋元之际，民间已经比较广泛地使用汤匙、铜钱蘸水或油刮背部以治疗腹痛等症的方法和经验，这些经验已引起了医学家们的关注。后来经过各朝代医家总结归纳，最终形成了现代的刮痧疗法。刮痧疗法发展到现在，已由原来粗浅、直观、单一的经验疗法，上升到有系统中医理论指导、有完整手法和改良工具、适应病种广泛的中国传统的自然疗法之一。

　　什么是刮痧？为什么刮痧对肿瘤患者的治疗有益？首先我们来了解下什么是"痧"。在中医古籍中，"痧"一般有三层含义：一是指痧症，二是指麻疹，三是指痧象[66]。痧症多发于夏秋两季，是因感受风、寒、暑、湿、燥、火六淫邪气或疫疠秽浊而出现的一系列病症，如头痛、咳嗽、烦闷、头面肿痛、眩晕胸闷、手足肿痛、身体肿痛、脘腹痞满、恶心呕吐、腹泻、爪甲青黑等症，又称痧气或痧胀。麻疹是由麻疹病毒引起的急性发疹性传染病，多见于小儿，流行于冬春季节。以上二者并非我们讨论的重点，我们重点讨论的是痧象。现代中医学论述的"痧"指痧象。痧象是经刮拭治疗后，相应部位的皮肤上出现的充血性改变，如红色粟粒状、片状潮红、紫红色或暗红色的血斑、血泡等。临床多表现为红色粟粒状、丘疹样、大范围片状潮红高起、紫红色或红色血斑、血包或血管浮起成串。一般来说，正常人、身体健康者出痧较少，痧点均匀，颜色多为淡红色；头面部、背部、四肢外侧容易出痧，胸腹部及四肢内侧面较少出痧。慢性疾病患者多伴有紫痧或血包；慢性疾病急性发作时则多为粟粒状，面积较大；若出现血斑、血包，说明病情较严重。此外，还可以通过出痧部位判断一个人的健康状况：若经络循行部位和穴位区域容易出痧，提示相应经络所联系的内脏功能可能出现病变。痧作为人体内部疾患在肌肤上表现的一种反应，不是一种单独的疾病，而是人体内阴阳失调、气血运行不畅，毒素蕴结于人体内、循经络外现于人体肌肤表面导致肌肤颜色变化的一种疾病表现。

在理论方面，刮痧疗法与藏象、经络、全息、瘀毒、枢机学说均有密切关系[67]。从经络出发，皮部理论和络脉理论在刮痧诊断和治疗疾病的过程中发挥了重要的作用。皮部是刮痧直接作用的部位，也是脏腑经络气血表现于外的部位。络脉散布全身、沟通表里、联系脏腑、渗灌气血，与皮部之间也有着密切联系。皮部是十二经脉在体表的分布区，也是络脉之气的散布区。一方面，皮部可以防御疾病。邪气由表入里，依次经过皮毛、络脉、经脉、腑、脏，皮部是抵御外邪的第一道屏障，在预防疾病早期传变起着至关重要的作用。另一方面，我们可以通过皮部诊治疾病。"其入于络也，则络脉盛色变。"络脉的变化反映于皮部，临床上可以通过观察皮部络脉的颜色、形态等变化来诊断疾病的性质。此外，生物全息理论认为每一个相对独立的局部都是整个人体的缩影，机体的每一个局部都包含整体的信息，这也是刮痧疗法的理论来源之一。除了以上两点，笔者将前面提到的病络理论与刮痧治疗相结合，病络理论认为肿瘤的复发和转移源于病络的生长，络脉广布人体各处，通过刮痧可以将伏藏于病络中的邪毒引出体外，这与刮痧治疗疾病的原理相符。

现代研究证明，皮肤对外界的刺激具有极强的敏感性、调节性和传导性。通过对皮肤直接刺激，皮肤表面出现瘀血点、瘀血斑或点状出血，使皮肤或皮肤下毛细血管破裂，刺激体表的经络、神经，增强局部血液和淋巴液的循环，从而改善局部营养状况；血管紧张度与黏膜渗透性改变，细胞的吞噬作用增强，可以提高人体免疫力，促进人体新陈代谢，使邪去正安，从而增强人体的抗病能力，达到治愈疾病的目的。

刮痧的治疗作用主要有以下几点[68]：一是调理脏腑功能，平衡人体阴阳。调理脏腑的功能主要聚焦于皮部的疾病反应，人体五脏六腑都有相应的皮部和穴位，不同脏腑的病变都可以在皮部找到穴位和反应点。因此，在临证治疗疾病时，选取不同的穴位，并应用不同的介质进行刮拭治疗，可以对脏腑病变起到不同程度的调理作用，最终达到阴阳平衡。二是疏通经络，行气活血止痛。经络是气血运行的通道，人体肌肉、韧带、骨骼受到损伤后，在局部会产生瘀血，使经络气血流通不畅，若瘀血不消，疼痛就不会停止，此即"不通则痛"。刮拭局部或相应的腧穴，可调节局部肌肉的收缩和舒张，使组织间的压力得到调节。促进刮拭组织周围的血液循环，增加血流量，使气血运行，经络畅通，通则不痛，起到活血化瘀、通络止痛的作用。三是清热凉血，排出邪毒。刮痧是通过痧的形式将人体的代谢废物和病理产物排出体外。在刮痧过程中，局部组织高度充血，血管神经受到刺激，血管扩张，血液及淋巴液回流增快，机体的废物和毒素以痧的形式排出体外。组织细胞得到营养，血液得到净化，人体的抗病能力增强，从而缓解疾病症状，促进机体的康复。

说完刮痧的历史渊源和治疗作用，接下来我们来看一看刮痧的使用工具。刮痧可使用的器具很多，如牛角板、砭石、钱币、牛角筒、玉石、铜砭等。其中铜砭刮痧是在临床上最常使用的一种方法，其源于李道政老师的李氏砭法。铜砭刮痧可以调动人体阳气治病，扶正祛邪，以通为治、以通为补、以通为泄、以通为健。铜砭为黄铜所制，具有一定的解毒功能，可以和人体达到相同的共振频率。铜板在穴位上进行旋转摩擦，穿透力强，有利于把气通达到更远更深的部位。

关于铜砭刮痧的痧象判断如下：痧象呈浅红色、红色，一般代表血热、血燥，多为新病、浅层病，或气虚症；痧象呈浅紫色、紫红色，代表有寒气入内，但病症还在浅表；紫色痧代表寒气已入内腑，容易出现宫寒、胃寒等症；紫黑色痧代表寒气已入内脏，患者已经生病；黑色痧代表患病时间较长，已经有瘀症，有瘀血和瘀堵的表现。刮痧可以引邪出体表，按照出痧的层次，分为肌肤之痧、血肉之痧、脏腑之痧。肌肤之痧属于浅层痧，稍微一刮马上就冒出来，痧面较平。血肉之痧在肌肤之痧的基础上有紫红色的痧，属于深层次的痧。脏腑之痧位置更深，刮痧板刮拭的时候有结块，有凹凸不平的手感，刮透后，不一定马上出痧，但是经过一个晚上之后，这个地方会逐渐发紫。出现脏腑之痧的原因在于虽然停止了刮痧的操作，但是人体之气还在身体各处周流，不断往皮肤表面走，因此经过一段时间之后痧象才显现出来。

在进行刮痧操作之前，施术者和受术者均需要保持身体放松，施术者要与受术者身体保持距离，方便手臂伸展，操作时单手或双手握住刮痧板，手腕放松，手肘发力，沉肩垂肘（沉肩：肩部放松下垂；垂肘：手肘放松，悬空松坠。沉肩垂肘是同时进行的，两肩耸起，则难以发力；手肘悬起，则肩部不能下沉），灵活运用腕力、臂力，切忌使用蛮力。受术者应闭目养神以保持心神安定，不要做一些其他分心的事情，如玩手机、看电视等，避免影响疗效。

进行刮痧操作时，需要先在皮肤上涂抹一层油性介质（中药药油、刮痧乳膏、羊毛脂、凡士林等均可作为刮痧介质）以润滑皮肤，油不宜太多，否则皮肤表面太光滑是不容易出痧的。刮法：将刮痧板斜45°放置，轻刮皮肤表面，将卫气拨开。人体皮肤表面是卫气所在之处，刮痧治病虽入营而不伤卫（营行脉中，卫行脉外）。刮痧力度要均匀，"重而不板，轻而不浮"，力度太重可能造成局部皮肤破溃，达不到治疗效果。刮痧频率要稳定，不紧不慢，"快而不滑，慢而不滞"。频率过快则力浮于皮肤表面，不能渗透入里；频率太慢则力太软，难以达到更深的层次。刮痧功力透皮入骨，受术者自觉皮肤稍稍发热，甚至有灼热感效果最好。磨法则是将刮痧板贴紧皮肤，角度接近0°，将刮痧板与皮肤紧密贴合，顺时针打圈挤压皮肤。在刮痧过程中，施术者与受术者要保持沟通，询问力度是否可以耐受，特别是对待年老、病重的患者时，需要特别注意。

一般的刮痧顺序为首刮大椎（第七颈椎棘突下）、大杼（第一胸椎棘突下旁开两横指）、膏肓（第四胸椎棘突下旁开四指）、神堂（第五胸椎棘突下旁开四指），以上四穴统称为开四穴；再开阳脉（督脉、双侧膀胱经），然后刮辨证所取经脉和患者局部病变部位。对于年龄较大、体虚、患有肿瘤、长期卧床、患有严重心脏病的患者首刮心经、心包经、肺经以稳定上焦。

督脉起于小腹内胞宫，下出会阴，向后行于骶尾部长强穴，沿人体后背部上行，经项后部至风府穴，进入脑内，沿头部正中线，上行至巅顶百会穴，经前额下行鼻柱至鼻尖的素髎穴，过人中，至上齿正中的龈交穴。足太阳膀胱经有两条，内膀胱经为后正中线旁开1.5寸，外膀胱经为后正中线旁开3寸。刮痧时为什么选择先开四穴和开阳脉呢？督脉为阳脉之海，膀胱经是人体经络中穴位数量最多的经脉，也是人体最大的排毒通道，能很好地调动全身的阳气，推动气血的运行。大椎、大杼、膏肓、神堂均为足太阳膀胱经的穴位。"太阳者，天之巨阳也，弥纶万物"，膀胱经主一身之表，"腠理毫毛其应外邪侵袭，首当其冲"。大椎宣肺、大杼养血、膏肓滋阴、神堂安神，四穴同用，为刮痧治疗疾病的主要部位，为经验用法。在进行刮痧操作时，应先阳后阴，先上后下，先左后右，先躯干后肢体，顺着肌肉骨骼的方向刮磨，这样在一定程度上可以减轻疼痛感。刮四肢时需要刮到肢体末梢，将刮痧板带到指间去。

腰骶部、臀胯部的刮痧方法宜从上至下，从督脉开始，然后再刮两侧内、外膀胱经，一共五条线，刮督脉时刮痧板的角度与身体皮肤成 45°。刮腰骶部、臀胯部时宜从内到外，顺着肌肤的纹理刮。八髎位于膀胱经上，分别位于第一、第二、第三、第四骶后孔中，左右共八穴。刮八髎时，宜从上至下，从两边往中间刮，呈一个倒三角形。腹部刮痧宜从腹部两侧开始，从上到下，在背部顺着肌肉纹理的走向从后往前刮。腹部刮痧时要注意避开石门穴（腹中线上，脐下约 2 寸处），此穴主男女生殖，切记要避开。腹部刮痧可改善消化系统功能，刺激肠道蠕动，促进腹部血液循环，有效改善消化系统功能，起到改善便秘、收腹的效果。腹部刮痧对于癌性便秘的患者大有裨益。锁骨处刮痧用刮痧板的小头刮，方向为肩峰端—胸骨端、由外向里刮。刮完锁骨后刮胸腺，用刮痧板的大头从里往外刮胸腺处皮肤，骨缝处扣进去沿着骨边缘刮。在胸腺处刮痧时，患者一般取坐位，刮左侧胸腺时施术者取右侧站位，刮右侧胸腺时施术者取左侧站位。

刮痧亦有补泻，一般认为刮痧力度小，速度慢，顺着气血运行的方向刮是补法，反之则为泻法。刮痧力度小，作用浅，速度慢，刺激轻，顺着经络走行刮拭，刮拭时间相对较长，对人体有一定的兴奋作用。适用于体弱多病、久病虚弱、恶性肿瘤的虚证患者以及对疼痛敏感的患者。刮拭力度强，作用深，速度快，刺激重，逆着经络循行的方向刮拭，刮拭时间相对较短，对人体有一定程度的抑制作用；适用于疾病初期、身体强壮的实证患者以及骨关节疼痛的患者。中等力度为平补平泻，介于补和泻之间，可以平稳地帮助患者机体功能的恢复和更新；适合普通人，尤其适用于亚健康人群或慢性病患者。

在进行刮痧之前，需要对患者就饮食宜忌、注意事项进行简单宣教。在饮食方面，刮痧前后 24 小时内不能饮酒；刮痧时可补充适量温水，有助于刮痧后通便排毒。

刮痧也有一定的禁忌证与适应证。一是要注意禁刮与慎刮患者，糖尿病坏疽者（皮肤发黑、水肿、一碰就破皮溃烂）、孕妇的腹部和腰骶部禁刮，石门穴、乳头、阴部禁刮；哺乳期女性、过度饥饱、过度疲劳、醉酒者慎刮；施术者体弱多病（尤其当对方身体远远好过自己）慎给他人刮。心肺功能差（如平时有胸闷、心慌、心悸等症状）及年老体弱、久病体虚（不论平时是否有明显的心肺功能症状）者，首刮手臂的心经、心包经、肺经，以稳定上焦心肺功能。被刮痧的患者不能涂抹口红，以方便刮痧师第一时间观唇色、察异样。若遇刮痧过程中突发耳鸣、眼前发黑、头嗡嗡作响、失去意识等症状的患者，应及时采取急救措施：平躺—脚部垫高—大拇指用力点按双手内关穴；若点按内关效果不大，可改拨腋下极泉穴，苏醒后可喝些纯红（黑）糖水或温盐水，帮助患者尽快恢复。长期下焦不通者（如平时便秘，或患子宫肌瘤等症者）初刮时慎刮腹部，以防气逆上行，致心肺功能衰竭。晕刮者视病情酌情考虑当日是否继续刮痧。年老体弱者不建议持续性刮痧，易再次晕倒。李氏砭法认为刮痧后不宜艾灸、热疗，但可与针刺、拍痧、拔罐同时进行。刮痧后大量的病气引出体表，此时艾灸，温热往里走，影响邪气外排，并且把走表的痧毒挡回，使痧毒回头内攻，入脏腑深处，易成结症，预后不佳。刮痧操作一般一个部位20次左右，以有痧痕为度，如一些不出痧或者出痧少的患者，不可强求出痧。

# 第十九章 细胞自噬与肿瘤防治
## ——挖掘虫类药物的抗癌价值

1962 年 Ashford 和 Porten 首次在人体肝细胞中发现细胞自噬现象，随着对细胞自噬理论的研究越来越深入，有研究者发现，细胞自噬现象广泛存在于多种疾病的病理过程，无论是自噬过度还是自噬不足，都可能导致疾病的发生。与此同时，细胞自噬在肿瘤的发生、发展和复发转移方面也越来越受到重视，自噬活动失调是肿瘤的主要特征之一[69-70]。基于前人已完成的研究，我们继续探讨细胞自噬在肿瘤中发挥的作用，利用自噬理论研究治疗恶性肿瘤的方法，并挖掘虫类药物的抗癌价值。

细胞自噬现象是细胞在进化过程中受内外环境刺激后产生的"自我消化"，是由自噬相关基因介导的自我保护、促进细胞生长的机制。在生理情况下，细胞自噬在抗肿瘤过程中发挥三个方面的作用：①细胞自噬通过净化自身受损蛋白质、细胞器，降解胞质内受损的结构，维持正常细胞的功能和染色体稳定性，从而抑制肿瘤的产生，改善机体受损的微环境；②正常细胞变异形成癌细胞后，机体利用癌细胞自噬机制，加速癌细胞衰老，防止癌细胞利用自噬产生治疗抵抗，减少肿瘤复发转移的概率；③细胞自噬机制可以抑制肿瘤血管生成。肿瘤复发转移需要新生血管提供营养，通过自噬性细胞抑制血管形成可以阻止肿瘤进一步生长及转移。

中医作为临床治疗恶性肿瘤的重要力量，在减少放化疗副反应、增加放化疗敏感性等方面有着突出作用。目前，以中医增强癌细胞自噬水平以及细胞自噬机制作为突破点的研究越来越多，这些研究热点主要集中于细胞自噬在肿瘤生长三个阶段中发挥的作用：①癌前病变阶段，使用中医治疗手段促进正常细胞自噬，防止细胞内受损物质的累积，改变利于肿瘤生长的微环境，降低正常细胞的癌变概率，使"正气存内，邪不可干"；②肿瘤形成以后，使用中医抑制癌细胞自噬，降低癌细胞的高自噬活性，减少对肿瘤细胞的保护作用，从而降低癌细胞存活比例；③癌症晚期阶段，使用中医治疗手段增强癌细胞自噬水平，使自噬机制过度激活，促进癌细胞的死亡[71]。

中医对虫类药物的认识和运用最早可追溯到《山海经》《五十二病方》，《神农本草经》对虫类药物进行了总结，《伤寒杂病论》中的许多药方也运用了虫类药物。虫类药物不仅指昆虫类药物，也包括一些动物类药物。虫类药是血肉有情之品，具有攻坚破积、活血化瘀的作用，具有独特的生物活性。很多中医名家擅长运用虫类药物，特别是虫类药物在治疗疑难杂症方面有独特的作用，但也有一些医家因畏惧虫类药物的毒性而不敢使用。

虫类药物在癌前病变阶段可以促进正常细胞自噬。自噬机制是机体细胞的一种自我保护机制，我们可以将其理解为身体里的"清洁工"，可及时清除异常有害物质，并产生可供细胞利用的新的能量物质。目前学界对这种异常有害的物质尚无统一的认识，笔者将其理解为"浊毒"。"浊毒"虽无形却周流全身，无处不在，无孔不入，会降低人体免疫力。正常情况下，人体通过气化功能调节脏腑经络气血，清除内生痰瘀浊毒，维持阴阳平衡。细胞自噬则通过降解有害物质维持内环境稳态，是气化功能的微观生物行为。自噬机制障碍会直接导致有害物质累积成病理产物，目前西医尚无明确的可促进癌前阶段细胞自噬的药物。虫类药物或许可以作为辅助药物使用，笔者考虑虫类药物与提高人体免疫力有关。如蝉衣与僵蚕二药，轻扬辛散，纯走气分，可升发三焦清阳之气，协助机体正气抗邪外出，间接提高人体免疫力，对癌前病变患者尤为适用。

肿瘤一旦形成，具有实性瘤体，如何降低肿瘤细胞的活性成为探索肿瘤治疗方案的切入点。目前我们熟知的肿瘤治疗方案如放化疗、靶向治疗等，均是通过降低肿瘤细胞的活性来达到治疗肿瘤的目的。但同时，这些损伤性治疗手段极有可能激活肿瘤自噬细胞的自我保护机制，使肿瘤细胞在相对的营养不足、血供障碍、氧供障碍的艰难环境下生存并保持活性。虫类药物通过自噬对肿瘤产生抑制效应的作用机制主要体现在细胞自噬与肿瘤血管生成的关系上。人体中正常的血管因子一般处于静止状态，肿瘤的生长发展使得机体对血液、氧气及营养的需求增加，癌细胞分泌缺氧诱导因子，刺激血管内皮因子释放，一旦进入血管生成期，肿瘤转移潜能就会出现。肿瘤血管生成后，在正常血脉中运行的血液变少，人体更加虚弱。自噬失调，衰老细胞无法及时清除，日久堆积成瘀，阻滞气机，进一步破坏细胞完整性，这也是肿瘤新生血管形成的病因之一。

那么，虫类药物如何在实体瘤阶段发挥抗癌作用呢？笔者主要从以下几方面进行解释。

（1）衰老是肿瘤发生最危险的因素之一，肿瘤发生率随着年龄的增加而不断增长。随着年龄增加，细胞逐渐衰老、新陈代谢的速度减缓、活性降低，抗病能力减弱，为肿瘤的生长创造了一个良好的环境。虫类药物的虫体中含有抗菌蛋白，能快速合成大量抗菌肽，迅速杀灭已侵入病菌。使用虫类药物可以弥补机体老龄化、抗病能力低下这些缺陷。同时虫类药物可加快细胞自噬速度，迅速清除体内异物（痰瘀浊毒），增强机体自我修复的能力。

（2）虫类药物一方面可以补益人体，另一方面可以通利血管，以通为补。虫类活性蛋白含有59%～65%的粗蛋白、10%～14%的脂肪、8%～10%的小分子壳聚糖和一些人体所需的维生素、微量元素，与动植物的活性蛋白明显不同。日常生活中，人们通常以动物类和植物类作为主要膳食来源，如我们猪、牛、羊、蔬菜、水果等，极少以虫类作为营养来源，这也导致了人体缺乏虫类活性蛋白这一情况。临床上使用虫类药物抗癌，一是可以弥补人体所需要的虫类活性蛋白，二是因虫类药物独特的生物活性。虫类善于攻逐走窜、通经达络，正如吴鞠通所言："以食血之虫，飞者走络中气分，走者走络中血分，可谓无微不入，无坚不破。"虫类药物可破除血络中瘀血结块，去菀陈莝，净化血管，以通为补。

（3）晚期恶性肿瘤患者由于饮食忌口、身体不能耐受高脂饮食等原因，饮食大多清淡，品种来源单一，营养摄入明显不足。临床上常见的抗癌中药大部分来源于植物，然而植物中并无我们人体所需的蛋白质及能量，其重在治病，而补益能力较弱。虫类药物则可药食同补。虫类蛋白质中的氨基酸比较齐全，所提供氨基酸能基本满足儿童和成人所需的氨基酸摄入量，甚至高于动物蛋白的氨基酸含量。以我们熟悉的阴阳属性对虫类蛋白与常见动物类蛋白进行分类，虫类蛋白因虫类善动不居、活动性大被划分为阳性蛋白，而动物类蛋白则因家禽多为圈养、活动少被划分为阴性蛋白。恶性肿瘤是"阳化气，阴成形"的作用结果，肿瘤患者多为阳气不足，阴实积聚，适当补充阳性蛋白有利于引阳入阴；且虫类药物力猛效专，直达阴实之病所，可迅速恢复人体正常的一气周流，使人体处处有阳气。

（4）在长期的临床工作中笔者注意到，恶性肿瘤患者在行血液检测时经常出现D-二聚体异常升高现象。D-二聚体是一种常见的纤维蛋白降解物，该项结果异常升高表明人体正处于高凝状态，血液高凝状态下不仅会促进血栓形成，甚至会促进肿瘤细胞增殖和转移。同时，人们日常摄入的动物类蛋白数量相对较多。动物类蛋白作为一种阴性蛋白，性黏质重，会加快血液高凝状态的发生。中医将这种血液高凝状态理解为血瘀证，外邪侵袭、内生痰浊毒物等，会使正常血液中出现异常杂质，使血液运行速度减缓，日久成瘀。虫类药物虽为血肉之质，却具有动跃攻冲之性，深入髓络，可活血化瘀、破血生新，进而活化吞噬细胞，增强机体免疫力，改善微循环，从而促进肿瘤凋亡。

部分虫类药物具有一定毒性，使用时要严格遵循炮制方法，药物配伍时应注意增效减毒。临床使用时，应注意顾护脾胃，可配伍大枣、甘草等药物，以滋气血生化之源。因部分患者恐惧虫类药物，临床中应重视丸散剂型的应用以方便患者服用，正如《杂病源流犀烛》所言："大积聚必积块，治块宜丸。"最后，在应用虫类药物时，也可以针对患者肿瘤恶化程度选用不同的虫类药物。癌症初期患者正气尚存，邪气尚浅，可酌情加大虫类药物的使用量，以全蝎、蜈蚣、斑蝥、蟾蜍、水蛭等破血消症（癥）、祛毒散结；晚期癌症患者正气较弱，邪气较深，可以僵蚕、地龙、土鳖虫、九香虫等活血通络、化痰散结。

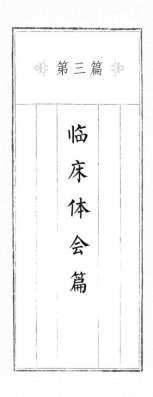

第三篇

临床体会篇

# 第二十章　从生命本能感悟肿瘤治疗的新思路

存在于地球上的生命个体，都具有生命本能和死亡本能。生命本能指生命个体拥有一股创造性的力量，具有自我保护的能力，并通过自我更新（细胞自噬）、自我调节满足自身发展的需要，排出有害物质以完善自身（排异功能）。死亡本能则强调每个生命个体都有一种趋向毁灭和死亡的冲动，有生命就有死亡，生物个体不可能永恒存在。生命本能和死亡本能协调共生，平衡生长。笔者将生命个体的生命本能和死亡本能的协调共生理解为生、长、壮、老、已的发展过程。在生、长、壮的阶段，死亡本能受到生命本能的压制而减弱，生命得以发展；在老、已的阶段，生命本能受到死亡本能的压制而减弱，转变生命的方向，逐渐走向死亡。

肿瘤的发生、发展是由于人体生命本能（自我更新、调节及排异抗癌）出现了问题，死亡本能压制生命本能，自我更新能力衰竭。大部分肿瘤发生在"老"这一阶段，这是因为随着年龄增加，人体内基因突变和免疫逃逸发生的概率增加，机体自我更新、调节能力下降，这也是我们通常所说的"正虚"。其实人所患疾病的病因无非是"正虚"和"邪盛"，其中又以"正虚"为关键。何出此言？举一个简单的例子，每个人身上都有无数细菌存在。当我们身体健康、免疫力强的时候（正盛），这些细菌与我们和谐相处；当我们健康状况下降的时候（正虚），人体无法制约细菌的生长与繁殖，就会泛滥成灾，导致人体生病。我们使用药物这一工具，将细菌排出体外，是一个不断增强人体抗病能力的过程（培补正气）。然而，不管未来医学发展到哪种程度，我们也无法全部杀死身上的细菌及其他糟粕物质，这些物质会随着人体自我更新和自我调节不断地产生，同时又通过人体排异能力不断地排出，从而维持人体内环境的相对平衡。

现代医学将肿瘤的发病归咎于基因突变和免疫逃逸，基因突变和免疫逃逸本质上都属于"正虚"的范畴，这与笔者上面所论述的内容并无矛盾。至于肿瘤病因中的癌毒、痰浊、瘀血等，则是由排异功能障碍导致的。因此笔者现在得出一个结论：肿瘤是生命本能中自主调节能力下降，排异功能发生障碍，内环境失衡，有害物质堆积体内日久所产生的。

正常情况下，人体可以将有害物质自主地排出体外。例如我们喝醉酒之后的呕吐、吃了脏东西之后的腹泻、外感风寒之后的发热等，都是人体进行自我调节的表现，是"正胜邪驱"的过程。我们治疗疾病，就是要顺应人体的自我调节，因势利导。中医治病是在人体自我调节的基础上，采取温、清、消、补、汗、吐、下、和的治疗方法，或单一用之，或兼而用之。而现代医学治疗肿瘤采取多一刀切的方法，如通过手术、放化疗单一地攻击瘤体本身，即使短暂地缩小瘤体，肿瘤依然会继续增大并转移到其他地方。

基于上述内容，在治疗肿瘤时，笔者尤其强调因势利导和"通"这一概念，断绝肿瘤的来路，通畅肿瘤的去路。因势利导，即恢复人体正常的自我调节和自我更新能力，断绝肿瘤产生的来路。通者，发汗为迪，呕吐为通，二便通畅为通，气血正常循环亦为通。排异功能正常是"通"的前提，排异功能恢复正常，则邪有所出，可通畅肿瘤的去路。以笔者在临床上经常使用的药物水蛭为例，水蛭作为虫类药物，不仅可以加快肿瘤细胞自噬，促进肿瘤自我崩解，同时将水蛭与大黄相配伍，又可以加强机体的排异能力。以上两药配伍使用治疗肿瘤，效果屡验。

# 第二十一章　我的辨证论治肿瘤新观
## ——肿瘤治疗需辨善恶

在肿瘤的辨证论治上，不同医家各持己见，有的认为肿瘤是实证、热证，有的认为肿瘤是虚证、寒证。同一宿主的肿瘤，治疗的方案可以千差万别，或运用寒凉攻下，或运用温阳补虚等。在此基础上，笔者认为肿瘤治疗还需要辨善恶。辨善恶的意义在于肿瘤不同于其他疾病，若疾病初期未能做到防微杜渐，后续的治疗就比较棘手。肿瘤发病快、病情凶险、消瘤难，在辨善恶的基础上治疗肿瘤可以直接抓住肿瘤治疗的重点，不延误患者病情，力求在最短时间内控制病情的发展。肿瘤的善恶，除了基本的良性肿瘤和恶性肿瘤之间的区别，临床表现也有一些比较典型的症状。

## 第一节　在八纲辨证的基础上辨善恶

辨善恶，首先在八纲辨证的基础上辨善恶，包括阴阳、寒热、表里、虚实，其中阴阳最为重要。八纲辨证是中医的经典辨证方法之一，也是我们临床最常用的辨证方法。在八纲辨证中，阴阳作为辨别疾病性质的两纲，是八纲的总纲，即阴阳是将表里、寒热、虚实再进一步进行总的概括。《类经·阴阳类》[72]谓："人之疾病……必有所本，或本于阴，或本于阳，病变虽多，其本则一"。一般而言，表证、热证、实证为阳证，里证、寒证、虚证为阴证。肿瘤在发展过程中也会出现阴证、阳证，但是在此基础上治疗肿瘤只是治疗了肿瘤的兼证，即使症状缓解，肿瘤体积仍未缩小，肿瘤仍在生长，这时该怎么办？

首先，要在寒热辨证的基础上辨善恶。肿瘤没有单纯的寒热属性，其寒热属性随着肿瘤的发展变化而不断变化。一般来说，在肿瘤初期，寒热属性比较明显，表现为单纯的寒象或热象；在肿瘤中期，寒热之间无明显的界限区分，寒热参半；肿瘤后期，大多数患者表现为寒热错杂之证，寒热难以辨别，或表现为真寒假热、真热假寒等。因此，肿瘤初期，单纯的寒热变化易于治疗，为善；肿瘤中、后期，寒热错杂则治疗棘手，为恶。在治疗过程中，某一阶段为寒证转热；而在某一阶段，又可能为热证转寒。寒证转热意味着疾病向愈，为善；热证转寒多为预后不良，为恶。

在表里辨证的基础上辨善恶。表里是辨别病变部位的深浅和病情轻重的两纲。一般来说，皮毛、肌肤和浅表的肿瘤属表，为善；脏腑、血脉、骨髓的肿瘤属里，为恶。在肿瘤治疗过程中，肿瘤有表现于外的表证和表现于里的里证。举一个例子，肺与大肠相表里，肺脏肿瘤见大便通畅，每日排出大便，为里证出表，为善；大肠癌患者见咳嗽咳痰、胸闷气喘，为表证传里，为恶。

在虚实辨证的基础上辨善恶。虚实辨证是辨别人体正气的强弱和病邪盛衰的两纲。一般而言，虚证是指正气不足所表现的证候，实证为邪气过盛所表现的证候。从正邪两方面的力量对比来看，虚证虽然正气不足，但是邪气也不盛；实证虽然邪气过盛，但正气也尚未衰败。在肿瘤的治疗过程中，正邪之间的斗争始终贯穿其中。肿瘤初期患者邪气虽盛，但正气尚存，正邪斗争，表现为实证，为善；肿瘤治疗中后期患者正气渐衰，邪气渐盛，正不胜邪，表现为一派虚证，为恶。在肿瘤发生、发展及治疗过程中，虚实之间也会发生转化，或虚证转实，或实证转虚，或虚实夹杂，甚至出现真实假虚、真虚假实。单纯的虚证转实或实证转虚，为善；虚实错杂、真实假虚、真虚假实，为恶。

在阴阳辨证的基础上辨善恶。阴阳辨证建立在前面六纲辨证的基础上。凡符合"阳"的一般属性的证候，称为阳证，如表证、热证、实证；凡符合"阴"的一般属性的证候，称为阴证，如里证、寒证、虚证。单纯的寒证转热、热证转寒、里证出表及实证为阳，为善；寒热错杂、表证入里及虚证为阴，为恶。在肿瘤治疗过程中，肿瘤局部增大，是阴证变阳证的体现。现代医学治疗肿瘤的微创疗法，绝大多数是热损伤，刚刚治疗后肿瘤会变大，这是因为热损伤造成组织损伤从而导致肿瘤体积增加，在治疗1个月后水肿消失肿物就会缩小。中医治疗也是如此，中药冲击病灶，肿瘤短期变大，但这个时候患者及其家属往往会产生恐惧感，甚至直接中断中医治疗，以至于前功尽弃。

## 第二节　在六经辨证的基础上辨善恶

其次，我们可以在六经辨证的基础上辨善恶。前笔者已经提到了如何通过六经辨证论治肿瘤，详细的辨证方法这里不再赘述，这里主要论述如何在六经辨证的基础上辨善恶。六经辨证有三阴证和三阳证，三阳证为善，三阴证为恶；三阳证多见于肿瘤初期，三阴证多见于肿瘤后期，肿瘤多处转移。

同时，我们要关注六经的传经规律。在六经辨证中，传经分为循经传、越经传、表里传。除此之外，还有直中、并病、合病之分。循经传按六经次序相传，疾病由浅入深，由表入里，为恶。越经传则不按照六经次序传，而是隔一经或两经相传，表邪入里，为恶；里邪出表，为善。表里传是互为表里的两经相传，表邪传里经，病情加重，为恶；里邪出表经，病情减轻，为善。合病为两经或三经同时发病；并病为一经未愈又见他经证候；直中为病邪不经三阳经，而直接进入阴经。就辨肿瘤善恶方面来说，合病、并病、直中均为恶。总的来说，里邪出表，由阴转阳的疾病传变方式是正气渐复、疾病向愈的征象，为善；表邪入里，由阳转阴的疾病传变方式是邪气渐盛、病情加重的征象，为恶。

## 第三节　在一气周流的基础上辨善恶

除了以上在八纲辨证、六经辨证基础上辨肿瘤的善恶，笔者认为，辨肿瘤善恶还需要从人体阳气一气周流的角度去看待。

阳气周流人体，疾病的发生、发展均和它有关。恶性肿瘤是一种由于深度郁结所导致的重症疾病，如何看待这种深度郁结呢？笔者认为，郁结按照程度分为深、浅两个层次。浅度郁结病在气，是气的周流受到影响，其治疗在于恢复气的正常升降浮沉运动。例如我们常见的气促胸闷、头晕头胀、腹胀腹痛、脏器下垂、四肢乏力等症状，都是由于气的运行受到影响，是气当升未升、当降未降的表现。病在气，则调气行气，恢复气的正常运动。深度郁结病在血和脏腑，人体的气还能摄血、行血。血随气升、降、沉、浮，疾病在气的层面没有治疗好，病情进一步深入到血的层面，气运行混乱，气乱则血乱。人体之气升降浮沉一周，血也随之升降浮沉一周。气当升不升则血停血瘀，气当降不降则血随气逆，气虚则血虚脉枯，气热则血旺外溢，气寒则血凝成块。病在血，行气活血可治病。在使用活血药物时，我们需要辨明是气升的问题还是气降的问题，气寒的问题还是气热的问题。气血循环周流正常则脏腑功能正常，气血运行障碍则脏腑功能异常。病在脏腑，为恶。

## 第四节　结合现代医疗技术辨善恶

最后，我们需要结合现代医学的相关检查来协助我们辨别肿瘤的善恶。肿瘤晚期病情寒热错杂，虚实难分，准确辨证比较困难，适当借助现代科学仪器检查，可以清楚地了解患者的肿瘤类型、分期以及是否出现转移，指导肿瘤的分期治疗，也便于我们推测患者的预后，总体上指导患者的用药。

综上所述，通过辨肿瘤善恶，我们可以辨别肿瘤生长速度的快慢，肿瘤治疗的难易以及肿瘤预后的好坏，从而为临床治疗肿瘤提供一些思路。对于恶性肿瘤，临床上治疗需要结合多学科、多手段、多方案才能达到一定的治疗效果。多学科指中西医结合、中西医各学科结合治疗；多手段是指手术、放疗、化疗、中药、针灸、刮痧、民间其他疗法等联合等治疗。西医治疗疾病的手段虽有一定弊端，但的确有值得我们学习和借鉴的地方，只要对患者有益，我们都应该虚心采用，不能一棍子打死。多方案指的是恶性肿瘤患者治疗时间长，治疗方案不能一成不变，需要结合患者目前症状灵活处理，切忌拘泥。

# 第二十二章　肿瘤常用中药及处方思路

## 第一节　肿瘤常用中药及处方遣药的第一条思路

中药的使用历经千年，没有哪一味中药是专门用来治疗肿瘤疾病的。笔者在临床工作三十余年，使用过的中药无数，现将一些中药治疗肿瘤的使用心得详述于下。

《神农本草经》将中药分为上、中、下三品，上品药主养命，中品药主养性，下品药主治病。在古人的观念里，人是由性和命组成，性指性格、思想、精神、情志等形而上的东西，命是指身体发肤等形而下的东西。性的变化很大，经验荟萃篇中我们提到在性理疗病法时也提到了性，这个性专指习性，会因后天环境的影响而发生改变。命也会产生变化，但是命的变化并不像性般变幻莫测，命的变化相对稳定，比如人的胖瘦等。肿瘤的治疗所涉及的中药非常广泛，并不局限于上、中、下任何一品，大抵是因为肿瘤初期、中期、晚期的治疗各有侧重，因此对于药物的选择也更加灵活。

根据肿瘤不同的病因，针对不同的肿瘤特点，笔者将临床常用的治疗肿瘤的中药列举如下：

胃癌：藤梨根、虎杖根、野葡萄根、水杨梅根、红藤、半夏、蟾皮、石见穿、猴头菌、白芨、白芍、白花蛇舌草、山楂、生薏苡仁。

食管癌：白花蛇舌草、生半夏、急性子、威灵仙、冬凌草、守宫、硼砂、蜈蚣、蟾皮、生薏苡仁。

肝癌：藤梨根、八月札、莪术、地鳖虫、半枝莲、茵陈、白花蛇舌草、垂盆草、金钱草、生薏苡仁、女贞子。

宫颈癌：半边莲、白花蛇舌草、紫草、黄柏、土茯苓、山慈菇、蚤休、白英、山豆根、铁树叶。

肺癌：白花蛇舌草、山海螺、鱼腥草、鸭跖草、野荞麦、杏仁、广地龙、山慈菇。

肠癌：红藤、虎杖、败酱草、马齿苋、苦参、槐角、地榆、藤梨根。乳癌：山慈菇、王不留行、穿山甲、皂角刺、蜂房、守宫、猫爪草。

鼻咽癌：山豆根、苍耳子、苍耳草、石上柏、白花蛇舌草、山慈菇、射干。

膀胱癌：扁蓄、瞿麦、石苇、车前子、白英、生薏苡仁、土茯苓、猪苓、龙葵。

在临床使用时，可根据患者病情适当加入清热解毒药（夏枯草、黄芩、黄连、蒲公英、猫爪草、石见穿、山慈菇、白花蛇舌草等）、活血化瘀药（桃仁、红花、赤芍、三棱、莪术、水蛭、土鳖虫等）、化痰软坚药（天南星、半夏、陈皮、瓜蒌皮、牡蛎、昆布、海藻等）以及适当的虫类药（蜈蚣、全蝎、地龙、僵蚕、土鳖虫、水蛭等）。

然而仅依靠以上药物治疗肿瘤是远远不够的，肿瘤比其他疾病更凶险，特别是晚期恶性肿瘤易多发转移，因此笔者在开处方时坚持以下两个原则：

抗癌处方一：辨证用药＋抗癌用药＋对症用药。

抗癌处方二：基本方＋抗癌用药＋对症用药。

大家会发现抗癌处方一和二之间只有辨证用药和基本方的不同，抗癌用药和对症用药是一样的，事实也的确如此。同一类型的肿瘤，发生在不同患者的身上，临床表现各异，治疗方案也自然不同。单纯的辨病用药难以取得疗效，只有在辨病的基础上，结合患者当下所患疾病进行辨证用药，方能取得比较好的疗效。除了辨证用药，还有一些经过多年的肿瘤治疗基本方、经验方，这些方剂是经过临床的证实取得了良好疗效的，我们应该保留使用。同时，正所谓"虚人易感"，肿瘤患者后期免疫力低下，常常合并多种其他症状，兼见感冒、全身汗出、失眠纳差等，需要对症用药。因此，在开处方时要坚持以下三点内容：①整体辨证，个体施治；②灵活配伍，发挥中药多层次、多靶点的抗癌优势；③既要治癌，更要保命，控制肿瘤，与瘤共存。

将上面的肿瘤治疗原则总结起来，无非就是"补法"和"攻法"。既然已经明确了总的原则，现在就是具体如何遣方用药的问题了。

中医治病与遣方用药关系密切。中医治疗疾病应当辨证用药，随证变换。用药是否精准恰当，直接关系到疗效的好坏，影响到患者的疾病发展。特别是中医治疗肿瘤疾病，深厚的"方药功夫"必不可缺，需在辨证的基础上灵活、正确地遣方用药，兼顾整体功能，扶正祛邪，调和阴阳。脏腑功能失调与肿瘤发病具有直接关系，恶性肿瘤的发生、发展与正气不足密切相关，正气不足贯穿肿瘤发生、发展的始终，因此扶助正气也应当贯穿肿瘤治疗的始终。扶助正气即使用扶正培本的中药进行调理治疗，补充人体气、血、阴、阳的不足。根据气、血、阴、阳的不足，扶正培本的中药也分为补气药、补血药、补阴药、补阳药。对于祛邪来说，主要是通过祛除身体致病的因素或病理产物，从而消除肿瘤或阻止肿瘤的生长发展，达到祛除病邪、缓解病情、减轻痛苦的目的，主要方法有活血化瘀、清热解毒、化痰利湿、通经活络、软坚散结、解毒止痛等。

肿瘤治疗的处方用药还需要注重"标本"问题，临床用药要遵循"急则治其标，缓则治其本"的原则。如何区分"标本"？标是外在表现，本是内在本质。就人和肿瘤而言，人是本，癌灶是标；就癌灶和症状而言，癌灶是本，症状是标；就肿瘤症状和其他症状而言，肿瘤症状是本，其他症状是标。以控制和消除肿瘤病变为治疗目标的，均属治本，而对肿瘤治疗过程中出现的各种急迫症状进行治疗的，属于标。在肿瘤治疗过程中，常常出现各种并发症，包括各种大出血、严重感染、血管栓塞、代谢危象等，这些症状为癌症急症，需要及时治疗，以免危及生命安全。当急性症状缓解后，应继续以治本为主。

## 第二节　中医治疗肿瘤处方遣药的第二条思路

前面提到，恶性肿瘤是一种深度郁滞的疾病，所以笔者认为，治疗肿瘤的第二条思路就是"解郁"。何为郁？"气血冲和，万病不生，一有怫郁，诸病生焉。故人身诸病，多生于郁"。郁者，结聚不能发散，当升者不能升，当降者不能降，当变化者不能变化，传化失常。通俗来讲，"郁"就是指我们人体气、血、湿、热、食、痰不循常道，周流停滞，日久变成致病因素，壅塞于人体脏腑经络，或体表皮毛之间。肿瘤就是在这些病理产物常年堆积的基础上，影响人体正常的气血、脏腑之间一气周流而产生的。

"解郁"就是解除人体的郁滞，在处方用药时加入和解的药物。为什么要加入和解的药物呢？肿瘤和正常人体之间是一种既矛盾又相互依存的关系。肿瘤的生长需要气血的滋养，气血来自人体。肿瘤消耗的气血多了，可供人体使用的就少了。举一个简单的例子，当一个人犯错时，我们首先会给他一个改过自新的机会。肿瘤的生长和人体也是如此，应以和为上。

和解的药物有很多，肿瘤的和解之药首选乌梅。乌梅味酸，酸能柔肝，正好把郁结的肝气缓缓化掉。再加上一些味苦的药物，如龙胆草、苦参等，将郁结成形的木气疏散开。肿瘤患者大多体虚，中气生化乏源，因此还要加入一些调理中焦的药物，药选甘草、炮姜等[73]。

肿瘤郁滞成形的病因有气、血、湿、热、痰、食的不同。针对这些不同的致病因素，我们需要在前面基础方的基础上加上针对不同的病因的对应用药。气郁者，当行气疏肝，药用香附、苍术、川芎等。湿郁者，当利湿泄浊，药用白芷、苍术、川芎、茯苓等。痰郁者，当行气化痰，药用陈皮、半夏、海石、香附、胆南星、瓜蒌皮等。热郁者，当清热解郁，药用山栀子、青黛、黄芩、黄连等。血郁者，当活血化瘀，药用桃仁、红花、川芎、香附、丹参、水蛭、蜈蚣等。食郁者，当健脾消食，药用山楂、神曲、麦芽、砂仁等。

在治疗肿瘤时，除了前面提及的两条处方用药的思路外，我们还需要注意"调神"。在辨肿瘤善恶时，需要辨郁滞在气、在血还是在脏腑。郁结在血和脏腑时，患者自身的情绪和心态对病情的影响往往比较大。比如一些患者罹患恶性肿瘤后开始与人为善，不贪恋权力财富，保持心情平静，他的病就慢慢开始缓解了。从我们中医的角度来理解，这就是从人体"调神"的层次来解决郁结的问题。"不以物喜，不以己悲"，其实是我们身心深层次的放松，这样肿瘤的郁滞就有可能随着身心的放松疏散开，病情逐渐好转，最终积小胜为大胜，从而达到治愈肿瘤的效果。

根据笔者临床观察，依据以上两条处方思路用药后，肿瘤患者经常会出现一些明显的身体反应，如汗出、腹泻、皮疹等，笔者将这些用药反应理解为机体自愈力激活，是疾病逐渐向愈的一种表现。这时需要给患者及家属做好解释工作，否则患者中断治疗则功亏一篑。

# 第二十三章　肿瘤治疗应统筹兼顾、调治脾胃

在《圆运动的古中医学》一书中，中气贯穿整篇。中气是一团不断旋转的气团，正因为中气不断旋转引起升降浮沉，才会产生木火土金水之气。中气即脾胃之气。脾胃为人体后天之本、气血生化之源，运化水谷精微而濡养人体五脏六腑、四肢百骸，且中气斡旋，脾升胃降，是一身气机升降的总枢。"脾居中央以灌四旁""四季脾旺不受邪""治脾胃即所以安五脏""善治病者，唯在调和脾胃"等一些经典论述，也为通过调治脾胃来预防和治疗肿瘤、防止肿瘤复发转移提供了理论依据。

前文提到正气亏虚是肿瘤产生的关键，癌毒内伏是肿瘤发病及转移的前提。伏邪潜藏于身体各处，伺机发作，身体所虚之处，即是留邪之地。人体正气由先天元气化生、后天水谷之气充养，先天元气源于父精母血，后天水谷之气源于脾胃运化之水谷。正气亏虚是肿瘤发生转移的关键，也是肿瘤治疗的关键。脾胃气强则气血充足，正气得以补养。恶性肿瘤患者脾胃多虚。脾胃虚则脾胃运化功能减弱，直接导致患者摄入营养不足，营养不足则加剧病情变化，使得肿瘤患者虚上加虚。脾胃虚则运化水湿功能减弱，脾虚运化失司，痰浊内生，影响气机的升降，使得气滞、痰凝、浊瘀错杂，实上加实。

目前既有的临床实践和文献报道均表明，脾胃功能不足与肿瘤的发生有着密切的联系。而且，在肿瘤的临床治疗过程中，无论是中医的清热解毒还是西医的放疗、化疗、手术，都会对脾胃产生不同程度的影响。这就要求我们在治疗时不能只着眼于局部的肿瘤，而应当统筹兼顾，调治脾胃。那么如何调治脾胃呢？

调理脾胃不仅要注意补益脾胃，使脾虚得补，更要注重脾胃的运化，使实证得化。补益药大多味甘性厚，一味进补会加重脾胃运化的负担，影响脾胃气机升降，助湿生痰。因此笔者认为，脾胃调治当以恢复脾升胃降的功能为先，其次再补益脾胃，可通过健脾促进胃降，通过健胃促进脾升，运用五

行相生相克的理论，或抑木扶土，或益火补土，或培土生金，或培土制水，从而恢复脾胃的升降功能。

在遣方用药上，晚期肿瘤患者体质虚弱，用药宜平和轻灵，不宜峻补峻攻，否则更伤脾胃。大补大泻、大辛大热、大苦大寒、大攻大破等药物均不宜长期使用。临床处方用药时常选用党参、太子参、茯苓、白术、山药、薏苡仁、陈皮等药性平和之品，并辅以消导开胃之品，如鸡内金、谷麦、麦芽、焦山楂、生姜、大枣、甘草等。调治脾胃的常用方剂有四君子汤、六君子汤、二陈汤等。同时，要兼顾脾胃本身的生理特性，顺应脏腑的生理功能，达到调理脾胃的目的：恢复脾胃升降、纳化、燥湿的功能以及脾胃升降相因、纳化相得、润燥相宜的生理功能。在治疗时，根据脾胃损伤的程度，或以健脾为主，或以补胃为主，或脾胃双补；同时可针对患者的身体状况酌情辅以补益气血、平衡阴阳的药物。健脾补气常用人参、党参、黄芪、白术、茯苓、山药、甘草等；补血常用当归、枸杞子、熟地、何首乌、大枣、桑葚等；滋阴常用西洋参、沙参、天冬、麦冬、生地、石斛等；益肾补阳常用龟甲、女贞子、黄柏、山茱萸、巴戟天、菟丝子、仙茅、仙灵脾、补骨脂、附子、肉桂等。

在调治脾胃时，还应注意调整脏腑之间的关系。如脾胃虚弱的患者出现肝胃不和的症状，患者表现为胃脘、胁肋部胀满疼痛，嗳气、呃逆、吞酸，情绪抑郁，口中无味或自觉味苦，不欲饮食等，治疗上要疏肝和胃。脾胃升降失常时，投以协调枢机之升降的方药。脾肾转输失常，治疗主要调脾肾以利气化。

# 第二十四章　癌性疼痛的治疗经验

疼痛是癌症患者最害怕的症状之一，其极大地影响了患者的日常活动、自理能力和情感。据统计，早期癌症患者疼痛的发生率为25%；而晚期癌症患者疼痛的发生率为60%～80%，其中30%的患者表现为重度疼痛。如果癌性疼痛不能得到有效的缓解，将加重患者焦虑、抑郁、乏力、食欲减退等症状，对患者的日常生活产生极大的影响。同时，癌性疼痛与睡眠之间呈双向关系，失眠可能加重已存在的疼痛，甚至诱发新的疼痛，降低疼痛的阈值；疼痛也影响着患者的睡眠质量，导致更严重的失眠，最终出现恶性循环。目前西医对癌性疼痛的控制主要是在抗肿瘤的基础上采用WHO倡导的三阶梯止痛疗法，但是长期使用镇痛药物对身体的副作用大，人体对药物的依赖性强，部分患者的疼痛甚至不能得到有效的缓解，具有一定的局限性。

癌性疼痛发生的部位广泛，目前对癌性疼痛发生的确切机制认识尚不充分，较明确的癌性疼痛机制主要涉及肿瘤微环境、癌性骨痛、神经病理性疼痛、手术及放化疗等治疗相关性疼痛，但癌性疼痛的发生并不完全是单一机制的后果，往往是多种机制共同作用的结果。这也预示着癌性疼痛的治疗也涉及多方面。目前癌性疼痛主要有三种基本治疗策略，一是针对肿瘤本身的治疗（即病因治疗），二是调控伤害感受过程的治疗，三是阻断伤害感受传导过程的治疗。因此，癌性疼痛的治疗方案也分为抗肿瘤治疗、镇痛药物治疗以及微创介入治疗。

抗肿瘤治疗通常是在患者确诊肿瘤疾病之后立即开始，针对肿瘤本身的病理特点及分期选择相应的治疗手段，包括手术切除、放射治疗、化学治疗、分子靶向治疗、免疫治疗以及中医治疗，这些治疗手段均有可能减轻患者的临床症状，从而缓解疼痛，提高患者生存质量。

镇痛药物治疗主要为WHO倡导的三阶梯止痛疗法，临床常用的镇痛药物主要为非阿片类镇痛药、阿片类镇痛药以及辅助镇痛药。有研究表明，进行标准的三阶梯止痛疗法的治疗后，约70%～90%的患者疼痛可以得到有效的缓解。然而由于癌症患者的数量不断增加、不同地区医疗卫生条件以及医务人员水平的差异，并不是所有癌性疼痛患者都能获得及时、标准化的癌性疼痛治疗。同时，镇痛药物的副作用以及患者认知的偏差也导致了镇痛药物的使用率较低，这就意味着即使存在标准化的治疗条件，癌性疼痛的控制率仍不理想。以最有效的阿片类镇痛药物为例，阿片类药物主要以吗啡、氢吗啡酮、羟考酮、芬太尼等为代表，这些药物均属于受体激动剂，与人体内的四大阿片受体，包括 μ 受体（MOR）、K 受体（KOR）、δ 受体（DOR）、FQ 受体（ORL1），相互作用从而缓解疼痛。然而在药物的使用过程中，阿片类药物成瘾者表现出更高的感染风险，这提示阿片类药物可能影响人体免疫系统功能。同时，使用阿片类药物的不良反应如便秘、恶心呕吐、头晕以及药物耐受性也使患者产生抵触心理，依从性较差。

微创介入治疗通常为难治性癌性疼痛的治疗手段，在三阶梯药物使用的基础上的第四阶梯治疗方案，贯穿于难治性癌性疼痛治疗的全过程，主要包括患者自控镇痛泵技术、神经损毁术、经皮椎体成形术、放射性粒子植入术和射频消融术等。虽然对癌性疼痛治疗的临床研究越来越多，但是这些方案通常无法根除癌性疼痛，在大多数情况下只能以对症治疗及支持治疗为主。在晚期恶性肿瘤的治疗过程中，止痛甚至比延长患者寿命更为重要。部分恶性肿瘤患者在疼痛的同时，还要经受失眠的煎熬，导致患者抑郁、焦虑，加重患者的心理负担，降低患者的生活质量，不利于肿瘤的治疗。如何缓解晚期恶性肿瘤患者的疼痛，提高晚期恶性肿瘤患者的生活质量、睡眠质量成为临床医生亟须解决的问题。

我国古代文献中就已经有癌性疼痛的相关记载，《黄帝内经》中"大肉枯槁、大肉下陷、胸中气满、喘息不便、肉痛引颈肩"，《素问·邪气脏腑病形篇》中"胃病者腹䐜胀，胃脘当心而痛……噎咽不同，食饮不下"等与现代癌性疼痛表现相似。《神农本草经》对肿瘤治疗有重要的指导意义，《神农本草经》曰："治寒以热药，治热以寒药，饮食不消以吐下药，鬼疰蛊毒以毒药，痈肿疮瘤以疮药，风湿以风湿药，各随其所宜"。按照这种思想对肿瘤进行辨证论治往往能取得较好的疗效。

笔者在临床中采用本院自制消瘤止痛膏研磨蜜调外敷阿是穴及辨证取穴，一则止痛，二则抗肿瘤[74]。药物组成：草乌150g，生南星150g，赤芍50g，白芷50g，肉桂25g，红花30g，乳香20g，生姜150g。敷贴时避开皮肤损伤、破溃、炎症等部位。其中草乌味辛、苦，性热，功在祛风除湿、温经止痛；生南星味苦，性温，有燥湿化痰、散结消肿排脓的功效。现代研究表明，天南星及其提取物可以诱导肺癌 A549 细胞、人 K52 细胞（胃癌）凋亡，具有多方面的抗肿瘤效应，并且可以提高人体免疫力，增强抗肿瘤功效。乳香、红花在中医外科中使用广泛，具有通经止痛、活血化瘀、消肿生肌的功效，联合应用止痛效果更强，且对于抑制肿瘤生长有一定的作用。赤芍味苦，性微寒，具有清热凉血、散瘀止痛的功效，它的主要活性成分是赤芍总苷，具有诱导凋亡的作用，对肝脏也有一定的保护作用。白芷性温、味辛，具有消肿排脓、生肌止痛的功效。现代药理研究表明，白芷具有镇痛消炎的作用，尤其对神经中枢的作用明显，经常被用于各类疼痛，与相关中药配伍也可以运用到溃疡、炎症等相关皮肤疾病当中。生姜、肉桂均味辛，且肉桂性大热，两药配伍使用，功在散寒止痛，且起效快，不良反应少。诸药皆性温，味苦、辛，温能散寒，苦能燥湿，辛能发散，穴位贴敷透皮入里，使癌症患者局部气血畅通，疼痛自然得到缓解。

除了使用消瘤止痛膏穴位贴敷缓解癌性疼痛，笔者在临床上还使用双柏散穴位贴敷及穴位埋线等传统中医治法治疗癌性疼痛[75]。双柏散由大黄40g、侧柏叶40g、黄柏20g、泽兰20g、薄荷20g组成，以大黄、侧柏叶为君，大黄破瘀血、清血热、消肿毒；侧柏叶清热凉血、止血敛疮；黄柏清热燥湿、解毒疗疮、祛瘀散结；泽兰活血化瘀、行水消肿；薄荷清风热、消肿痛、止痛痒。全方共奏活血化瘀、清热解毒、消肿止痛的功效。临床使用时，取双柏散粉剂200g倒入相应的容器内，加约20g蜂蜜、约200mL水混合调成糊状，将调制好的药物放至微波炉高火加热约1～3分钟即可。根据患者疼痛的范围，将上述药物均匀地摊开在备好的透明塑料纸上，一般厚度约5～10mm。使用时，先用生理盐水浸泡过的棉球清洁局部皮肤，将上述调制好的药物围敷于患者局部疼痛部位，药物覆盖范围一般应超过疼痛部位约1～2cm，然后用医用胶布或绷带包扎固定。每次敷4～6小时，每天1次，连用7天。

穴位埋线的操作稍微复杂，需要准备医用羊肠线1条，镊子2把，一次性换药弯盘1只，有盖方盘1只，医用剪刀1把，直径0.3mm、长0.5mm的毫针（无针尖型）若干，7～8号注射针头若干，创可贴胶布若干，100mL 0.9%氯化钠注射液1瓶，治疗盘（75%酒精、棉签）等。准备工作：将医用羊肠线置于换药弯盘中，倒入0.9%氯化钠注射液浸泡羊肠线约10分钟，待羊肠线变软后用镊子夹持羊肠线，用剪刀将其剪成1cm左右，倒去生理盐水，待羊肠线稍干后装入无菌小瓶备用。左手持注射针，右手持镊子夹持羊肠线，将羊肠线送入埋线针头，再将针灸针从注射针针尾穿入，置于有盖方盘中备用（注意：穿羊肠线及针灸针时，注射针保持平放，避免羊肠线从针尖处滑出）。操作时，首先选取穴位，做好进针点标记，常规消毒皮肤，医生自我手部消毒后，右手食指、拇指持已装好的羊肠线、针灸针的注射针针尾（注意勿使其垂直），将针尖紧贴穴位皮肤后，按照操作要求和针刺角度快速刺入穴位，待患者有酸胀麻等针感后，右手推动针芯将羊肠线留于穴位内，左手食指、拇指持注射针逐渐上提约10mm，待注射针头上提有轻松感时，连同针灸针一并起出，用棉签按压针口，待无渗血后贴上创可贴保护针孔。临床使用时，要注意严格的无菌操作，防止感染发生；其次埋线最好在皮下组织和肌肉之间，羊肠线头不可暴露在皮肤表面，以防感染；根据选穴部位的不同，注意埋线的深度和角度，切忌伤及内脏、大血管和神经等，避免造成功能障碍和不必要的疼痛。埋线后24小时内埋线处皮肤勿碰水及沐浴。

由于住院患者多为恶性肿瘤晚期，疼痛控制率差，生活质量、睡眠质量差，对于止痛药物的依赖程度较高，单纯的消瘤止痛膏、双柏散穴位贴敷、穴位埋线等传统中医治疗方法尚不能达到完全控制癌性疼痛的效果，对于中、重度癌性疼痛中医传统治疗方法仍然处于辅助治疗的地位，如何通过中医传统治疗方法减少患者对止痛药物的依赖性将是中医临床工作者今后继续思考及努力的方向。

# 第二十五章 鼻咽癌的治疗经验

鼻咽癌是指发生于鼻咽腔顶部和侧壁的恶性肿瘤，为我国高发的恶性肿瘤之一，发病率居耳鼻咽喉恶性肿瘤之首，严重影响患者的生命健康。中医古籍中虽未见有关于"鼻咽癌"一词的明确记载，但按照鼻咽癌的病症表现，可将其归类至"控脑砂""上石疽""失荣"等范畴。鼻咽癌患者鼻咽出血时，分为"火热毒盛""气滞血瘀"以及"气血两虚"三个证型，热、瘀、虚为鼻咽癌患者鼻咽出血的中医核心的病因病机。鼻咽癌原本的癌性特征加上岭南环境长夏无冬，且病位居上焦，发病后易热化，导致临床多见鼻咽癌热证。正如《素问玄机原病式》云："衄者，阳热怫郁则血妄行为鼻衄也。"

鼻咽癌初期发病时，多为火热毒邪等外邪侵袭人体，热邪蕴于上焦，气行不畅，故见鼻塞；火热内盛，灼伤脉络，故多见涕血。中医认为，离经之血即为瘀血。《血证论》谓："气结则血凝"。《寿世保元》亦谓："……盖气者，血之帅也，气行则血行，气止则血止，气温则血滑，气寒则血凝，气有一息之不运，则血有一息之不行。"病至中期，七情病理因素导致气滞于内，血行不畅，瘀血阻滞于鼻咽，损伤脉络，络伤血溢，故见鼻衄。《外证医案》指出"正气虚则成岩（癌）"，《素问·遗篇刺法论》曰："邪之所凑，其气必虚"，病至晚期，久病体虚，损伤脾胃，尤见鼻咽癌患者于放化疗后出现气阴重伤、阴血亏虚、濡养不能，证见气血两虚之象，以正虚为主。

火热毒盛型。此型为实证、热证，多因患者经放射性治疗后导致。因鼻咽癌对放射线敏感，所以放射治疗是目前治疗鼻咽癌的主要方式。放射治疗是运用放射线杀伤肿瘤细胞，近似于中医的"火疗"，火性炎热，易燔灼阴液，耗气伤津，灼伤脉络，易见涕血。临床除了可见因癌热火毒结块成的积聚，同时可见鼻咽大量出血、来势急促、血色鲜红等表现，并伴有咽痛声嘶，患处热痛灼痛、肤温稍高，口干口苦，胃纳不佳，眠差，大便干结难解，小便色黄，尿道口有或无刺痛，舌质红，苔黄薄或腻，脉滑数。

气滞血瘀型。此型为实证，疾病进展至中期，手术或放化疗等治疗损伤人体正气、破坏人体阴阳平衡，早期热毒之邪侵入人体，耗气伤津后引起血枯，津伤血枯则瘀血易结，故肿瘤增大及转移的可能性增大。瘀血阻滞不通，伤络故见溢血，此时正气尚足，可攻伐之。临床症见面色晦暗或黧黑，鼻咽出血量或多或少，血色暗红，多有血块，患处肿块坚硬不移，伴有刺痛，胃纳差，大便数日一行，舌紫暗，或有瘀斑，苔薄白，舌下络脉呈暗红色或紫色网状，脉沉涩、细涩或结代。

气血两虚型。此型为虚证、慢证，为疾病日久迁延而得。临床症见鼻咽少量出血，淋漓不尽，血色暗淡，面白无华，唇色、爪甲色淡红，少神乏力，形体消瘦，胃纳差，眠浅，大便数日一解，舌偏淡不红，苔薄白或微黄，边或有齿印，脉沉迟无力。虽说鼻咽癌患者未必均为先天正气亏虚之体，但病至后期，患者久病耗伤气血，再加上放化疗等治疗攻伐过甚，致使鼻咽出血症状反复迁延；气虚不摄，则血出淋漓不尽，气随血脱，不断恶性循环。

对于以上三种证型的肿瘤治疗，首先要注意泻火解毒之际莫忘存阴，鼻咽癌归属肺经，对于经受放射治疗早期火热毒邪型鼻咽癌鼻咽出血患者，治疗上用清凉肺经之品如玄参、鱼腥草、生石膏、连翘、栀子等，并坚持"留得一份津液，便有一分生机"的观念。若火热之邪过盛耗伤津液，热盛之余仍可见咽干口燥等阴虚之象，则配伍天花粉、天门冬、麦冬、沙参等肺经养阴生津药，务必在调理肺热之余，做到泻火解毒与养阴、存阴相结合，从而达到止血的功效。而且，现代药理学研究发现，玄参多糖有一定的抑制肿瘤和保护机体免疫器官的作用；天花粉蛋白对多种肿瘤细胞的生长有明显抑制作用；麦冬皂苷 B 具有显著的抗肿瘤细胞黏附、侵袭、迁移，抗增殖及促凋亡等方面的作用；进一步验证了选用清凉肺经、养阴生津之品对肿瘤亦有一定抑制作用。

其次，活血化瘀善用攻积之品。"瘀血不去，新血不生"，气滞血瘀为癌毒的停滞创造了条件，更甚者使癌毒与停滞的气血结聚不解，导致癌毒难以被清除。被明确辨证为气滞血瘀型鼻咽出血的鼻咽癌患者，无论是新陈瘀血，都应坚持先活之、化之。瘀血之证，尤其是正气尚足者，虽需攻补法结合，但仍以攻为主，邪去，正气才得以自复。另有研究表明，血液高凝状态可影响肿瘤细胞的生物学行为，促进其生长发展。临证时，善用水蛭、蛰虫、全蝎、蜈蚣等有攻积通络功效的虫类药。肿瘤是癌毒积聚所致，非常药所能除之。治疗时配合大黄、芒硝、番泻叶、芦荟等泻下通便药，攻胃肠之邪，畅中腑气机，药达胜邪，方可奏效。但体质、承受程度因人而异，切忌陷入固定模式，需随访观察患者疗效，正如《杂病广要·积聚》所云："积不能除，反伤正气，终难治也，医者不可不慎。"而结合现代药理学研究，亦可得知水蛭有可能通过抗血栓形成以改善肿瘤微环境，从而达到抗肿瘤的效果；全蝎具有一定的体内外抗肿瘤活性成分；芦荟大黄素能抑制人鼻咽癌细胞 CNE2 的增殖。以上研究同时也证实活血化瘀选用攻积之品是具有科学实验依据。最后无论患者是否采用中药方剂治疗，均需对其肝功能、凝血功能等指标进行定期复查与变化分析，及时评估患者整体的血液状态。

最后，补益气血贯穿后期病程。通过对鼻咽癌患者疾病进展进行后期跟踪，不难发现气血两虚证贯穿于其中。学术界对"癌"与"虚"二者之间的关系始终保留着"因癌致虚"及"因虚致癌"两种观点，如何在这两种观点间寻求平衡，以达到标本兼治，是我们需要考虑的问题。通过笔者多年的临床观察发现，后期鼻咽癌鼻咽出血患者用党参、黄芪、鸡血藤、当归、鹿角胶等补气补血药，剂量应达 20g 以上（除鹿角胶外），务必达到量足效佳的程度。现代药理学研究表明，这些药物大多具有抗肿瘤、增强免疫力的效果，经临床验证，可使大部分鼻咽出血的鼻咽癌患者病情发展暂趋平稳，提高其后期生活质量。

# 第二十六章　癌性便秘的治疗
## ——中药口服与灌肠

　　便秘是恶性肿瘤患者常见的伴随症状，患者常有粪便干结、排便困难或不尽感，在未使用通便药时，排便次数显著减少。便秘又可引起患者腹痛、腹胀、食欲不振、烦躁不安等症状，进一步加重患者的病情，影响肿瘤治疗的治疗效果，甚至成为导致患者死亡的直接原因。为什么恶性肿瘤患者常伴有便秘？首先，采用手术治疗的肿瘤患者需要长期制动，患者长时间没有运动，体虚无力，从而造成排便困难，特别是腹部手术及直肠癌的患者，由于排便时易引起疼痛而害怕排便，久而久之形成便秘。除此之外，化疗药物的副作用也经常会导致患者排便困难，如长春新碱类化疗药物的近期并发症为便秘和麻痹性肠梗阻；为了预防呕吐使用的止吐药物以及止痛药物如阿片类药物等均会引起便秘，并且便秘还会存在于阿片类药物止痛治疗的全过程，是阿片类药物使用的瓶颈。

　　《黄帝内经》提出："五脏者，藏精气而不泻；六腑者，传化物而不藏""大肠者，传导之官，变化出焉"。六腑以通为用，大肠乃六腑之一，以降为顺，以通为用，故便秘多责之于大肠。便秘乃大肠传化糟粕功能失司所致，同时与肺、脾、胃、肝、肾等脏腑功能失调有关。便秘的病因不外乎内外二因，便秘外因多责之于六淫之邪来犯，以燥、热、湿为主因；内因多责之于情志失和，气机郁滞；不内外因多责之于饮食不节、劳逸不当等。同时，瘀血、痰浊、水湿、体虚、误治等亦可导致便秘的发生。便秘还与地域、年龄、性别、体质、生活习惯等有关。癌性便秘由于肿瘤因素，使其形成有着特殊之处。肿瘤虽然是局部病变，然"壮人无积，虚人则有之"，脏腑津液亏耗，气血瘀滞不通是便秘发生的重要基础；且大肠的正常传导功能有赖于气的推动、津液的滋润、血的濡养。癌症患者发现时多为晚期，经过反复手术、放化疗后体已虚，多种致病因素作用于人体，使得人体的气血阴阳俱虚，气虚导致乏力，血虚津亏则胃燥肠枯，肠道失于濡养，导致患者便秘。

大便干结坚硬，排出体外困难；或粪便在肠道中停滞过久，大便排出周期延长；或自觉排便不畅等，是肠腑传导功能异于正常的表现。便秘的病位主要位于大肠，同时也与肝脏、肾脏、脾脏、胃腑等脏器密切相关。其病性可以归纳为虚性、实性、寒性、热性四个方面。

对于癌性便秘的治疗，西医常以泻药治疗或者以开塞露协助排便，但长期使用泻药会使肠黏膜应激性减退，容易导致顽固性便秘，从而形成恶性循环。笔者认为癌性便秘不能单纯为了通便而通便，也不应该拘泥于一方一药，应集下、消、补、破、泻于一体。《景岳全书·秘结》："秘结者，凡属老人、虚人、阴脏人及病后、多汗后，或小水过多，或亡血失血、大吐大泻之后，多有病燥结者。盖此非气血之亏，即津液之耗。凡此之类，皆须详查虚实，不可轻用芒硝、大黄、巴豆、牵牛等药及承气等剂。虽今日暂得痛快，而重虚其虚，以致根本日竭。则明日之结，必将更甚，愈无可用之药也。"治疗上应掌握理气通下、扶正固本两大关键，遵循"急则治其标，缓则治其本"的原则辨证施方，因病或因症通便。

实证癌性便秘患者，分为寒凝、气滞和热毒。肿瘤为阴实病，其本质在于"阴成形"，依据中医"寒者热之"的理论，寒凝便秘以温阳散寒、通便止痛为治疗原则。常用方剂有温脾汤、半硫丸等，药用附子、肉桂、大黄、党参、干姜、丁香、乌药、当归、川乌等。癌毒肿块内阻经络，气机郁结导致癌性便秘发生。因此治疗气滞便秘宜顺气导滞，常用六磨汤，药用木香、乌药、沉香、大黄、槟榔、枳实等。火热之毒是恶性肿瘤发病的重要病理基础之一，也是癌症便秘产生的主要病因。火热之邪，最容易灼伤津血，导致便秘加重。治疗热毒便秘宜泻热导滞，润肠通便，常用方剂为麻子仁丸，药用大黄、枳实、厚朴、麻子仁、杏仁、白蜜、芍药、生地、玄参、麦冬等。

虚证癌性便秘，为肿瘤发展到某一阶段而表现的虚象，尤以肿瘤晚期更为突出，此时的治疗应以补益为主。一般气虚患者用黄芪、党参（或人参、西洋参）、白术、茯苓、山药、炙甘草，或用补中益气汤、生脉散、大补元煎等。血虚患者常用当归、玄参、何首乌、白芍、熟地、阿胶、柏子仁。阴虚患者常用沙参、麦冬、天冬、枸杞子、女贞子、制首乌、黄精、石斛。阳虚患者常用火麻仁、肉苁蓉、杜仲。癌性便秘患者除了单纯的气、血、阴、阳虚损外，还常见气血双亏及气阴两虚。气血双亏多以十全大补汤加减，常用人参、党参、黄芪、白术、茯苓、当归、熟地、阿胶、黄精、鸡血藤、白芍、肉桂。气阴两虚多以生脉饮、增液承气汤加味，常用太子参、黄芪、黄精、白术、天门冬、麦门冬、五味子、天花粉、枸杞子、生地、元参、白芍等。

对于虚实夹杂型癌性便秘患者，有些患者表现为实多虚少，有的表现为虚多实少，临证治疗时应酌情化裁。实多虚少者，以驱邪为主，佐以补虚。虚多实少者，以补虚为主，酌情添加软坚散结、抗癌抑瘤之品，如白花蛇舌草、半枝莲、龙葵、猫爪草、八月札、鱼腥草、山慈菇、蚤休、干蟾皮、莪术等。常用中成药为大黄蛰虫丸、加味西黄丸、枳实导滞丸等。

还有部分癌症患者脾胃功能较差，内服中药吸收效果不好，这样的患者我们可以使用中药保留灌肠[76-77]。中药保留灌肠属于下法的新应用。受古代导法的启发，现代临床在原有通下法的基础上创造了中药保留灌肠法，具体操作是：将药物浓煎取汁后，肛门处插入肛管，利用灌肠器直接将药物浓汁缓慢注入患者肠腔。中药保留灌肠的治疗方法具有两方面的优点，一方面是可以使药物直达病所，起到荡涤肠道积滞、改善局部血运、抗炎抗变态反应等作用；另一方面，直肠给药能有效避免肝脏的首过效应，防止药物在肝脏被破坏，也防止胃肠消化液、消化酶对药物的破坏，从而使药物的利用度得到充分的发挥。临证使用中药保留灌肠法对于一些难以口服药物而又存在肠道积滞等下法指征的患者尤其适用。

灌肠方的组成：木香20g，乌药20g，沉香6g，大黄20g，槟榔20g，枳实20g，附子20g，肉桂6g。该灌肠方由四磨汤加减而成，具有行气导滞、消肿止痛、通腑导下的功效。具体灌肠的方法为：将所有药物水煎煮开，将第一次、第二次煎的药液混合后再煎至50mL左右即可。一般患者每日灌肠1次，每次50mL左右，药液温度以38℃～39℃为宜。吸痰管插入肛管深度以15～20cm为宜，插入后用一次性50mL注射器将药液缓慢注入。灌肠后，嘱患者先左侧卧位，后右侧卧位，最后平卧30min后再起床，这样做的目的是使药液均匀分布在肠腔内，保留1h以上，利于药液的充分吸收，能更好地发挥作用。用法为每日1次，每7日为1个疗程。

攻下法为中医治疗方法之一，是一种以荡涤胃肠、通泻积滞、泻下大便、驱邪外出为主的治疗方法，不仅适用于邪在肠胃、燥屎内结、邪热相搏于里的疾患，也适用于停痰留饮、宿食冷积、血瘀虫积等证。肿瘤患者体内的癌毒、瘀血、痰浊和饮食积滞等消耗了人体正气，阻碍了脾胃之气的正常升降，因此肿瘤患者很容易出现便秘或便而不爽。攻下法用于肿瘤的治疗，不仅是为了消除有形的物质，更主要是通过攻下这种方法破除积滞、痰积、结气，从而达到迅速驱除致病因素，改善机体内环境，扭转病势，消除癌瘤的目的。

除了肿瘤本身造成的便秘之外，临床上还常见药物不良反应的便秘。常见的导致便秘的是阿片类止痛药物。阿片类药物属温燥之品，何出此言？痛者不通，寒湿凝滞不通，既然阿片类药物可以止痛，那么一定是和寒邪相反的温燥之品。但是温燥之品最容易导致津、气、血三者的虚损。恶性肿瘤患者本身体内的正气及气血津液都较常人更加虚弱，服用了温燥的阿片类止痛药物，会使本身的气血津液更加不足，导致无水行舟或无气推动，最终发生便秘。

在治疗上，笔者将温燥类药物造成的便秘归属为津血亏虚型便秘，以麻子仁丸汤剂治疗。麻子仁丸见于《伤寒论》，又名脾约丸，原为脾约便秘而设，由麻子仁（火麻仁）、杏仁、芍药（白芍）、大黄、枳实、厚朴、蜂蜜组成，具有润肠通便、行气泻热的功效。该方以麻子仁为君，味甘性平，润肠以通便；杏仁和白芍为臣，杏仁降气润肠，白芍养阴和里；大黄、枳实、厚朴为佐，三药共奏泻热去实、行气导滞之功；蜂蜜为使，润燥滑肠。临床使用时，对于津血亏虚型的便秘患者，需要另外加入增液汤（生地、麦冬、玄参）以加强该方滋阴生津之效，复已伤之津液。增液汤中玄参味苦且甘，其性属寒，可滋阴清热、生津润燥，对于热性疾病损伤阴津、津液亏虚型便秘尤为适用；麦门冬味微苦且甘，性属微寒，可养阴清热，对阴虚有热型便秘也适用；生地味甘、苦，性寒，养阴生津，适用于津液损伤所导致的肠腑燥热型便秘。三种药物合用，大补阴津，润肠通便。

除了灌肠和口服中药之外，也可以使用针灸及穴位注射的方法治疗癌性便秘。通过对穴位施行一定的刺激来理胃肠、调和气血，可以达到治疗气滞血瘀、胃肠气机阻滞所致之便秘的目的。

# 第二十七章　肿瘤相关性失眠的治疗及思考

　　恶性肿瘤患者失眠的发生率比普通人要高得多，约20％的患者在确诊肿瘤之前就存在睡眠问题，且随着患者病情的进一步发展，其失眠的程度也会加重。随着肿瘤的发病率日益增高、医疗技术的不断更新及肿瘤相关知识的普及，肿瘤患者对治愈肿瘤的期望值也发生了较大的变化，除了关注肿瘤本身的治疗发展，还期待自身生活质量得到提高。失眠则是影响其幸福睡眠指数的重要因素之一。恶性肿瘤带来的相关负面情绪如焦虑、恐惧、抑郁等及治疗中所产生的恶心呕吐、疲倦乏力、皮肤瘙痒等毒副作用均会导致失眠。长期失眠对于恶性肿瘤患者而言，不仅严重影响其生活质量，也会直接影响到肿瘤的治疗，这已经成为困扰恶性肿瘤患者生活和生存的重要问题之一。因此在恶性肿瘤患者的治疗及康复过程中，失眠问题亟须解决。

　　中医古籍对癌症引起的失眠并没有明确的记载，但是对于"不寐"却有较多的记录。关于不寐产生的机制，不同时期的医家都有不同的见解。《难经·四十六难》中提出老人目不瞑的病因是气血虚弱，气血虚则营卫不和；《灵枢·大或论》中论述目不瞑的病机主要是卫气留于阳而不入阴；隋代巢元方提出不寐的主要病机是脏腑功能失调和营卫不和；《外台秘要》作者王焘提出由热病导致的阴血虚损也常引起不寐。古籍中的"不寐"就是现代医学中的"失眠"。

　　在肿瘤相关性失眠的治疗方面，西医以治疗原发病及对因治疗为主，应用艾司唑仑片等安眠药物辅助睡眠，但安眠药物有口干、嗜睡、肝损害等副作用，并不是治疗肿瘤相关性失眠的长久之计。而中医有其药物副作用小、疗效持久等特点在治疗肿瘤相关性失眠方面日渐受到重视。

　　通过临床对肿瘤患者的观察，笔者认为在中医方面，肿瘤相关性失眠以阴虚火旺、心肾不交为主要病机，肿瘤患者或因年老体衰久病，或因肿瘤本身的进展，或手术、放疗及化疗等治疗损伤阴液，阴水亏于下，不能上济于心，心火阳亢于上，水火互不相济而致心烦不得卧。心为君主之官，主神明，心神被扰则导致不眠，甚则心烦，卧则噩梦缠身，睡眠质量极差；亦有因情志抑郁，郁久化热，心火亢盛，渐耗心阴，虚火扰神，心神不安，阳不入阴，最终导致不寐者。

在治疗上宜滋阴降火、养心安神，所用方剂为笔者自拟的固本安神汤[78]。具体药物包括酸枣仁、墨旱莲、山药、百合、龙眼肉、莲子心、杜仲、牛大力、龙骨、牡蛎、淡竹叶。酸枣仁味甘性平，质润，入心、肝二经，养阴血而宁心神，收敛固涩，使肝魂有所居。龙眼肉味甘，性平，入心、脾二经；两药均味甘入心，具有补益心血的功效，心神得养则神安而寐。旱莲草，古人也称莲子草，味甘酸，性寒，归肝、肾经，《本草纲目》中记载其具有益肾阴之功，可治疗以心烦失眠、耳鸣头晕及腰膝酸软等肝肾阴虚为主的临床症状，与酸枣仁合用起到交通心肾、养血安神的功效。龙骨性平，归心、肾二经，是笔者在临床上镇静安神的常用药物之一，龙骨在安神的同时还能平肝潜阳。牡蛎药用部分为其贝壳，性咸微寒，入肝、胆、肾三经，有潜阳补阴之功，平和阴阳而安神，也是临床上重镇安神的常用药物之一。龙骨、牡蛎二药均有重镇安神的功效，临床也常配伍使用，但二者之间存在一定的差别。《本草求真》中认为牡蛎味咸涩，能入肾，具有软坚散结、清热的功效；龙骨味甘涩，能入肝，有镇静安魂、收敛固涩之功。两药合用则镇潜敛固、养阴摄阳，从而使虚阳不外越，痰火不上泛，达到安神之效。山药性平，《本草纲目》言其治"诸虚百损"。百合性平味甘，具有清心润肺、除烦安神的功效。莲子心味苦性寒，归心、肾二经，能清心火、安心神、滋肾阴等；淡竹叶味甘、淡，性寒，归心、肺、胃、膀胱等经，具有清热除烦、利尿通淋的功效，与莲子心合用，补心健脾、除虚烦而安神。牛大力，也称金钟根，味甘，性平，主归肺、肾两经，能补虚润肺、敛降相火；杜仲味甘性温，能温补肝肾，益相火之源。以上诸药配伍，旨在交通心肾，使水火相济，阴阳平和，失眠得调。

在临证治疗时，还需要根据患者睡眠时间进行药物调整。肿瘤相关性失眠患者大致可分为以下几种类型：入睡困难型肿瘤相关性失眠、早醒易醒型肿瘤相关性失眠、眠浅多梦型肿瘤相关性失眠。因此在临证使用时，先判断患者为哪一类型的失眠，然后再调整药物君臣佐使的配伍剂量。

早醒易醒型失眠多见于肿瘤初期或早期的患者，由于疾病尚未明确诊断，不自觉思虑太过，夜间经常醒来，醒来不易再次入睡，主要责之于脾。

治疗时以补益心脾、养血安神为法；自拟固本安神汤治之，以山药为君药，同时加入枳壳、木香等行气药，使气血运行通畅。入睡困难型失眠，为阳不入阴，阴阳失交，多见于肿瘤中期的患者。患者对癌症具有恐惧心理又担心手术、放化疗等带来的副作用，从而影响了肝气的疏泄，出现气机不畅，气血紊乱，阳不潜于阴，阴阳失交。治疗宜疏肝理气、兼顾安神，自拟固本安神汤中以龙骨、牡蛎为君药，同时合用小柴胡汤、逍遥散等。眠浅多梦型失眠多见于肿瘤发展到后期的患者，此时癌毒邪气留滞人体已久，五脏六腑的功能均受到影响，神无所养。治疗宜调和营卫，交通阴阳，处方以酸枣仁、龙眼肉为君药。

# 第二十八章　化疗后胃肠道反应的中医治疗经验

胃肠道反应是肿瘤化疗最常见的副作用之一。据统计，肿瘤患者接受化疗后，70%～80%的患者会出现恶心呕吐的症状，这种难以忍受的胃肠道反应让众多患者产生恐惧心理，甚至抗拒化疗。严重或持续性的恶心呕吐不仅降低了患者的生活质量，还降低了患者的治疗依从性，更是给患者带来了巨大的心理压力。同时，严重的呕吐会影响进食，使大量消化液丢失，造成人体电解质及酸碱平衡的失调，不利于抑制肿瘤生长和延长患者生命。目前西医对化疗后胃肠道反应的治疗多采用以5－羟色胺受体拮抗剂为基础的止呕方法，但这种止吐药物价格昂贵，常伴有许多其他的副作用，且对迟发性呕吐疗效欠佳，制约了其在临床上的使用。因此在临床上，笔者尝试了口服中药、针刺治疗及穴位注射等多种传统中医治疗方法[79-80]，以期能在缓解患者胃肠道反应方面取得进展，现将经验浅述于下。

化疗所致呕吐属于中医学"呕吐"范畴，而化疗药物的毒副作用属于中医的"药邪"范畴，"药邪"易损伤脾胃，导致脾胃运化失司、升降失和，进而发生呕吐。根据邪正虚实的不同，可将呕吐分为实证、虚证和虚实夹杂证。实证多见于初次化疗患者或年轻手术后患者，此时患者正气强盛，药邪初犯脾胃；虚证见于多次化疗、久病或年老手术后患者，患者正气亏虚，脾胃虚弱，又因药邪为害，手术攻伐，体质变虚弱。虚实夹杂证多见于化疗期间，患者多卧床，内外湿邪合而困脾，导致脾胃运化失职，饮食停滞，水谷不化。由此可见，化疗导致恶心呕吐的病位主要在脾胃，病性为本虚标实。针刺疗法可以疏通周围部位的经络气血，从而加强经脉"内属脏腑、外络于肢节"的功能，达到通调腑气、和胃降逆的功效。在针灸学中，内关穴为手厥阴络穴，属心包而络三焦，补则温中和胃，泻则调气畅中；中脘穴能通降胃脘之气。两穴合用，胃气降则呕吐止。足三里为胃经要穴，针刺时采用平补平泻的手法可以调节胃肠功能、健脾和胃、调畅气机。因此，针刺方面取胃三针（中脘、内关、足三里）用于治疗肿瘤化疗所致的恶心呕吐，以期达到健脾和胃、降逆止呕的功效。

足三里位于小腿外侧，犊鼻穴下3寸，距胫骨前缘一横指，系足阳明胃经之合穴。《灵枢·经脉》云："胃足阳明之脉，起于鼻……下膈，属胃……其支者，起于胃口，下循腹里，下至气街中而合"，可见胃经与消化系统存在密切的关系。足三里是该经的重要穴位，具有健胃和中、调理气机的作用。《灵枢·邪气脏腑病形》谓："胃病者，腹月真胀，胃脘当心而痛，上支而胁，膈咽不通，食饮不下，取之三里也。"凡脾胃之病，无论阴阳、寒热、虚实皆可取足三里健胃和中、调和阴阳，临床上将其广泛用于胃肠道疾病的治疗。中焦脾胃属土，足三里在五行属性亦属土，本穴为土中之真土，后天精华之根，能升能降，为疏导胃气之枢机。胃为水谷之海，气血生化之源，后天之根本，五脏六腑皆赖以滋养，针刺此穴能补脏腑之虚损，调节胃肠的功能，升清降浊，导痰行滞，通降腑气等。现代医学对足三里的临床应用也进行了许多研究，有人通过观察针刺足三里对胃机能的影响，发现胃机能低下者，轻刺激可以使之兴奋，表现为波幅增大、频率增快、胃酸度上升，而胃内压变化不大；胃机能亢进者，重刺激可以使之抑制，表现胃波幅减小、频率减慢、胃酸度下降、胃酸分泌量减少、胃内压量下降。

"中脘"一词最早见于《针灸甲乙经》，该穴位于上腹部前正中线上，脐中上4寸，上脘下1寸，是胃经经气聚集之处，为胃的募穴，也是任脉、手太阳、手少阳、足阳明经的交会穴，又名六腑之会穴、中焦之气会穴。中脘可以调节脾胃的升降功能，舒畅中焦气机，在三焦整体气机的升降出入运动中起着枢纽作用。泻之可理气和胃、消积导滞；补之可益气和中；灸之可暖脾逐邪、温通腑气。概而言之，中脘穴具有补中气、理中焦、化滞和中之功。

内关穴为手厥阴经络穴，乃八脉交会穴之一，是常用的特定穴。《灵枢·经脉篇》言："阴溢为内关，内关不通死不治，阴气盈盛于内与阳气相背，失于协调，心暴痛，胸部烦闷，膈中满，本穴用之效也。"本穴是心包经之络穴，与三焦经相通，主治心胸胃等病，具有宁心安神、宣痹解郁、宽胸理气、宣肺平喘、缓急止痛、降逆止呕等多种作用。

应用胃三针穴治疗化疗后呕吐的具体方法为：在化疗开始第一天前30分钟针刺中脘、内关（双侧）、足三里（双侧），每次留针30分钟，每日1

次,针刺时间为1周。针刺方法:患者取仰卧位,常规皮肤消毒后,中脘穴采取舒张进针法,直刺1～1.5寸;内关穴采用指切进针法,直刺0.5～1寸;足三里穴采用夹持进针法,直刺1～2寸,垂直进针,得气后采用平补平泻的手法进针,10分钟行针一次。治疗期间,患者呕吐程度积分≥2分,或呕吐持续时间≥2分,可给予胃复安10mg肌肉注射以补偿治疗。

除此之外,我们也使用穴位注射来治疗一部分化疗后恶心呕吐的患者,穴位注射兴起于20世纪50年代,是针灸在临床实践中中西医结合发展的产物。穴位注射是通过将小剂量的中药、中成药或西药注入相应的穴位,以获取一定的疗效,达到治疗疾病的一种方法。它不仅具有中医针刺及穴位的作用,也具有西医药物渗透压及药理的作用。穴位注射通过穴位与药物相结合起作用,所以它具有药物特异性,即根据药物的不同并达到不同的疗效。

临床使用时,笔者在穴位注射的基础上创新性地加入了针刺的方法,并通过中医整体观念,针对每一位患者进行辨证论治,让每一位患者的治疗方案个体化。笔者主要在穴位注射的基础上配合迎随补泻的针刺手法。"迎随"二字初见于《黄帝内经》一书,《灵枢·九针十二原》言:"往者为逆,来者为顺,……迎而夺之,恶得无虚?追而济之,恶得无实?迎之随之,以意和之。"文献中描述人的气血顺逆亦有道,行针时要辨清顺逆的方向,逆其向则泄,顺其向则补,顺逆得法,气血平和。迎随补泻法在临床运用已取得较好的疗效,其具体机制尚不明确,目前大多认为不同的针刺手法能对局部皮肤微循环的血流灌注量产生不同影响。具体操作:定位足三里穴,采取5号针头、2mL注射器抽取1mL胃复安注射液,患者两侧足三里穴用碘伏消毒后,采取迎随补泻手法。实证呕吐采用泻法,即待患者吸气时,针尖迎着足阳明胃经循行的方向(从头走足)疾速斜刺进0.5～1寸,先深后浅,轻插重提,提插幅度大、频率快,待患者感觉到针刺部位酸麻胀痛时快速注入胃复安0.5mL,患者呼气时缓慢出针,另一侧足三里穴采用同样的方法注射剩余胃复安。虚证患者采用补法,即待患者呼气时,针尖随着足阳明胃经循行方向徐徐斜刺进0.5～1寸,先浅后深,重插轻提,提插幅度小、频率慢,待得气时缓慢注入胃复安0.5mL,患者吸气时疾速出针,余侧采用同样的方法注射。每日1次,至化疗结束。

解救治疗:治疗期间,若出现3次或3次以上呕吐的患者采取托烷司琼静脉推注补救治疗,若出现剧烈呕吐等严重情况,给予相应的对症治疗。

# 第二十九章　癌性腹水治疗经验

　　癌性腹水是晚期恶性肿瘤常见的并发症，约占全部腹水症的30%。大量腹水导致患者腹胀、食欲下降、呼吸困难，出现肝、肾功能损害，水液代谢障碍等病理改变，如果得不到及时有效的治疗，患者的病情可能在短期内迅速恶化，生存期缩短。癌性腹水的产生是多因素作用的结果，在正常生理机制下，绝大多数的腹腔积液经膈、淋巴管、右胸导管吸收进右锁骨下静脉而被清除。当腹部出现肿瘤时，膈淋巴管被侵袭阻塞，导致淋巴管回流受阻，这是癌性腹水产生的重要原因。癌性腹水的出现意味着病情已进入晚期，临床上患者除了腹胀、腹痛、四肢水肿之外，还伴有呼吸困难、少尿的症状。癌性腹水的治疗是临床上一个比较困难的问题，常规治疗主要为利尿、限盐、腹腔穿刺术和腔静脉吻合术（PVS），然而每一种方法都有其优缺点，只能暂时性地缓解症状，如何治疗癌性腹水也是让临床医生头疼的问题。

　　在中医方面，癌性腹水属于中医学"鼓胀"的范畴，水积于内，臌形于外，外似有余，内实不足，肝、脾、肾三脏俱损，气、血、水瘀积体内。晚期恶性肿瘤患者多接受过手术或放、化疗等多种治疗方式，手术大伤元气，正虚邪恋；放疗的射线和化疗药物均属热毒，在杀伤肿瘤细胞的同时，会煎熬津液，肝肾津液亏耗，克伐中焦阳气，造成脾胃呆滞，气血生化之源，久之则气、血、阴、阳俱虚，肺失肃降，脾失健运，肾不制水。中医在治疗癌性腹水方面积累了比较丰富的经验，治疗上一般攻补兼施，常以健脾利水、行气活血、解毒散结为治法，外以药物穴位贴敷治疗也常能获得疗效。中医素来有"内病外治"的理论，人体的皮肤腠理与五脏六腑相贯通，药物可以通过体表、腠理到达脏腑，起到调整机体、抗病祛邪的作用。正如徐大椿所言："汤药不足尽病……用膏药贴之，闭塞其气，使药性从毛孔而入其腠理，通经活络，或提而出之，或攻而散之，较服药尤为有力"；且中医外治法成本较低，方法简单，可操作性较强，相对于其他治疗方法，在临床上更容易推广，在常规治疗无效的基础上使用，可显示出一定的作用。

在临床上，笔者使用逐水膏来治疗癌性腹水，目前也取得不错的疗效[81-82]。逐水膏组方：甘遂 10g，大戟 10g，芫花 10g，甘草 6g，附子 12g，水蛭 12g，制膏外敷。本方源于汉代张仲景《伤寒论》中的十枣汤，《伤寒论》所载的十枣汤，谓"芫花（熬）、甘遂、大戟等分。上各为散，以水一升半，先煮大枣肥者十枚，取八合，去滓，纳药末。强人服一钱匕，羸人服半钱，温服之，平旦服，若下少病不除者，明日更服，加半钱，得快下利后，糜粥自养"。十枣汤原方主治悬饮病，表现为咳唾胸胁引痛，心下痞硬，干呕短气，头痛目眩，胸背掣痛不得息等。这与癌性腹水的临床表现类似，因此笔者在十枣汤的基础上，结合中医"三反"的理论（甘草反甘遂、大戟、芫花），去大枣，加甘草、附子、水蛭，并利用现代制剂学的新技术将其制成逐水膏，贴敷中极穴以治疗癌性腹水。此方甘草与甘遂、大戟、芫花相反，旨在进一步加强其峻下逐水的功效，且口服改为外敷，将其毒副作用大大降低。原方中大枣旨在护胃，缓和诸药毒性，本方为外敷制剂，药物毒性对人体影响有限，因此去大枣。且鼓胀为气、血、水瘀积体内而成，故加入水蛭破血逐瘀、攻毒散结。由于癌性腹水大多病程日久，临床以脾肾虚衰最为常见，因此在上方的基础上再加用附子温阳利水。诸药合用，共奏温阳逐水、破血攻毒之功。

具体使用方法：逐水膏，制膏外敷，贴敷时避开皮肤受损部位。患者采用仰卧姿势，取中极穴，中极穴位于人体下部，前正中线上，将耻骨和肚脐连线五等分，由下向上五分之一即是该穴。

恶性腹水的治法主要以行气、利水、消瘀、化积为主，在应用以上诸法时还需要考虑到癌性腹水患者肝、脾、肾三脏虚损，虚实夹杂贯穿于疾病的全过程，因此在治疗过程中要遵循"衰其大半而止"的原则。腹水至晚期，多为虚证，治疗时一般以温补脾肾或滋养肝肾等为主，在补虚的同时还需要兼顾祛邪。因此除了外用逐水膏穴位贴敷治疗癌性腹水之外，我们在临床上还联合使用当归芍药散加减治疗癌性腹水。

当归芍药散口服能较好地做到扶正祛邪并施，攻不伤正，补不壅滞[83]。当归芍药散出自《金匮要略·妇人妊娠病脉证并治》："妇人怀妊，腹中㽲痛，当归芍药散主之""妇人腹中诸疾痛，当归芍药散主之"。具体组方为"当归三两，芍药一斤，茯苓四两，白术四两，泽泻半斤，川芎半斤"。功效为健脾养肝，兼行气活血，此方虽为妇科常用方，用于治疗癌性腹水也可取得良效。当归、川芎、芍药三药入肝，为血分药，可补血活血，兼行肝气；泽泻、茯苓、白术三药入脾，为气分药，可利水健脾，化湿去浊。肝血得养则肝气调达，脾复健运则能制水湿。养肝健脾，活血祛瘀，气血两和，血水同治，虚实兼顾。加入薏苡仁以增强利水渗湿之效，诸药共奏活血利水之功。气血通调，瘀滞可去，腹水能消。但是口服中药治疗恶性腹水是一个缓慢的过程，且必须达到一定的疗程方能取效，对于癌性腹水病情严重的患者须斟酌使用。

# 第三十章　益气温阳法治疗癌性发热

　　癌性发热是直接与恶性肿瘤相关的发热，现有研究认为其发生的原因在于：恶性肿瘤细胞的浸润造成血浆中游离原胆烷醇酮的增高，激活白细胞释放致热原；肿瘤迅速生长而缺血缺氧引起自身组织的坏死，以及治疗引起肿瘤细胞释放肿瘤坏死因子，导致机体发热；有效治疗后肿瘤组织迅速破坏、溶解，释放出大量炎症介质或毒性产物发热。癌性发热常见于肿瘤的进展期、中晚期，常使患者十分痛苦，影响患者的情绪、饮食，消耗患者的体力，使癌症患者的体质明显下降，影响患者生存期及生活质量。目前西医治疗癌性发热主要使用解热镇痛药和皮质类固醇激素，但在用药后会引起一定的消化道副作用，严重者甚至会引起消化道出血。大部分癌症患者食欲欠佳，往往不能忍受消化道副作用。

　　癌性发热属于中医学"内伤发热"的范畴。恶性肿瘤患者多脏腑功能失调、气血阴阳亏虚，毒瘤内存；加之放化疗损伤机体气血阴阳，元气亏损，正邪交争。其病机虽复杂，但概括而言，癌性发热为人体气血阴阳不足，脏腑功能失调，热、毒、痰、瘀互结为病。在发病的不同时机，可表现为实证、虚证或虚实夹杂证。因此在临床上，癌性发热也分为气郁发热、血瘀发热、湿郁发热、气虚发热、阴虚发热、阳虚发热等。肿瘤患者病情复杂，多兼夹毒邪，或出现虚实夹杂的证候，辨证上要注意辨别证候的虚实和病情的轻重。常规治疗上，正如《景岳全书·活证》所说："实火宜泻，虚火宜补，固其法也。然虚中有实者，治以补为主，而不得不兼乎清；若实中有虚者，治宜清为主而酌兼乎补。"因此癌性发热的治疗也应该遵守上述原则，并根据证候、病机的不同分别采取针对性的治法。切忌一见发热便用发散解表及苦寒泻火之剂，否则容易耗气伤阴、损伤脾胃、化燥伤阴，使病情缠绵或加重。

　　气郁发热的患者，常表现为低热或潮热，热势多随着患者的情绪波动而起伏，伴有精神抑郁，胸胁胀满，烦躁易怒，口干而苦，纳食减少，舌红，苔黄，脉弦数。情志内伤，肝气不疏，郁而发热，故见发热多为低热或潮热，热势常随情绪波动而起伏；肝失调达，故见精神抑郁、胸胁胀满；气郁化火，故见烦躁易怒、口干口苦；肝气犯胃，可见饮食减少；舌红，苔黄，脉数为气郁发热的征象。治疗以疏肝理气、解郁泻热为治法，以丹栀逍遥散、小柴胡汤等为代表方。

血瘀发热常以午后或夜晚发热，或自觉身体某部位发热为主症，常伴口燥咽干，但渴不多饮，肢体或躯干有固定疼痛点或肿块，面色萎黄或晦暗，舌质青紫或有瘀点、瘀斑，脉弦或涩。血为阴，瘀血为病，故见午后或夜晚发热；瘀血停滞在局部，故自觉身体某部位发热，肢体或躯干处有固定疼痛点或肿块；气血运行不畅，水津不能上乘，故见口燥咽干，但渴不多饮；瘀阻脉络，肌肤失于濡养，故见面色萎黄或晦暗；舌质青紫或有瘀点、瘀斑，脉弦或涩，为瘀血内结之象。治疗多以活血化瘀、凉血解毒为治法，以血府逐瘀汤为代表方剂。

湿郁发热常以低热、午后热甚为主症，常伴胸闷脘痞，全身重着，不思饮食，渴不多饮，口中吐恶，大便稀薄或黏滞不爽，舌苔白腻或黄腻，脉濡数。湿热内蕴，故见低热、午后热甚；湿邪阻滞气机，故见胸闷脘痞，全身重着，不思饮食；湿停于内，故见渴不多饮，口中吐恶；湿热停滞肠中，故见大便稀薄或黏滞不爽；舌苔白腻或黄腻，脉濡数为湿郁化热的征象。湿郁发热常见于肝癌、胆囊癌、胰头癌及膀胱癌的患者，治疗以清热利湿为法，方选三仁汤、甘露消毒饮、蒿芩清胆汤等。若湿热蕴结肝胆者可用柴胡疏肝散合茵陈蒿汤加减；湿热下注膀胱者可用八正散加减；湿热下注胞宫者可用完带汤加减。

气虚发热常以低热为主，热势或低或高，常在劳累后发作或加剧。临床常伴倦怠乏力，气短懒言，自汗，易感冒，食少便溏，舌质淡，苔薄白，脉细弱。患者中气不足，劳倦正气更伤，故见发热，热势或低或高，劳累后发作或加剧；脾胃虚弱，气血生化不足，无以充养形身，故见倦怠乏力，气短懒言；气虚则卫表不固，故见自汗，易于感冒；脾虚失于健运，故见食少便溏；舌质淡，苔薄白，脉细弱均为气虚之象。治疗多以益气健脾、甘温除热为治法，以补中益气汤为代表方剂。

血虚发热，常以低热为主症，见头晕眼花，神倦乏力，心悸不宁，面白少华，唇甲色淡，舌质淡，脉细弱。阴血虚衰，阳气外浮，多见低热；阴血虚少，不能濡养清窍，故见头晕眼花；血虚不能濡养形体，故见身倦乏力；心神失养，故见心悸不宁；血虚不能濡面，故见面白少华、唇甲色淡；舌质淡，脉细弱均为血虚失养的征象。血癌发热多见于胃癌、食道癌及化疗后患者。治疗多以益气养血为治法，以归脾汤、十全大补汤为代表方剂。

阴虚发热常以午后潮热，或夜间发热为主症，常伴发热不欲近衣，手足心热，烦躁，少寐多梦，盗汗，口干咽燥，舌质红或有裂纹，苔少甚至无苔，脉细数。阴津亏虚，阳热偏盛，病在阴分，故见午后潮热或夜间发热，不欲近衣，手足心热；虚火上炎，扰动心神，故见烦躁，少寐多梦；内热迫津外泄，故见盗汗；阴液亏少，故见口干咽燥；舌质红或有裂纹，苔少甚至无苔，脉细数均为阴虚有热之象。治疗以滋阴清热为法，以清骨散、青蒿鳖甲汤、增液汤等为代表方。

阳虚发热常以发热而欲近衣、形寒体怯、四肢不温为主症，常伴少气懒言，头晕嗜卧，腰膝酸软，纳少便溏，舌质淡胖，或有齿痕，苔白润，脉沉细无力。肾阳亏虚，虚阳外浮，故见发热而欲近衣；元阳亏虚，失于温煦，故见形寒体怯，四肢不温；肾阳不足，五脏虚衰，故见少气懒言，头晕嗜卧，腰膝酸软，纳少便溏。舌质淡胖，或有齿痕，苔白润，脉沉细无力为虚阳浮越的征象。治疗多以温补阳气、引火归元为治法，以金匮肾气丸、右归饮、理中汤、大补元煎等为代表方。《景岳全书·寒热》记载："阴虚之热者，宜壮火以平之；无根之热者，宜益火以培之。"其中益火培之的治法，即温补阳气、引火归元。脾肾阳衰，阴寒太甚，虚阳被阴寒所格，格于上则面红，格于外则身热，其本质是寒盛。故虽身热，但畏寒肢冷，寒从骨出，脉沉弱无力。用附子、干姜、桂枝回阳逐寒，引火归元；红参、黄芪、白术温中补气。元气充足则火自消，所谓火与元气不两立也。

肿瘤患者大多为阳气亏虚，因此癌性发热也以阳气亏虚型为多见。阳气亏虚则虚阳外越，正气不足则无以抗邪，这是阳气亏虚型患者癌性发热病情反复、迁延难退的原因之一。立法治疗上以益气温阳、扶正祛邪为主。若失治误治，擅用清热解毒之品，重伤元气，而致正虚邪恋，不久复发，这是癌性发热迁延难退的原因之二。因此在治疗这一类患者时，组方讲究使用益气温阳之品，旨在"以热制热"。自拟癌烧方[84]处方如下：附子15g（先煎），干姜15g，肉桂15g，良姜10g，荜菝10g，桂枝15g，陈皮10g，黄芪15g，白术10g，肉苁蓉15g，黑芝麻15g，熟地30g，党参15g，山药15g，板蓝根

15g，大青叶15g。

整体观念是中医理论体系的基本特点之一，中医对内伤发热的认识同样如此。人体是一个有机的整体，益气温阳法作为治疗内伤发热的手段之一，对整体变化有着重要的影响，必须与整体辨证结合使用。同时我们也应充分认识到，癌性发热具有个体性、特殊性，应在辨病的同时，结合辨证论治的思想来拟定处方。自拟癌烧方功在补火助阳，甘温益气，引火归元。此方对于阳气亏虚，虚阳外浮身热的患者尤为有效。阳气亏虚，阴寒内盛，虚阳外浮，真寒假热。《素问·生气通天论》曰："阳气者，若天与日，失其所，则折寿而不彰"，说明了维护阳气的重要性，因此治疗宜以补火助阳为主。方中附子、干姜、肉桂、黄芪为君，附子大辛大热，可温肾助阳，益火之源。干姜辛热，温中回阳；干姜大热无毒，守而不走。附子、干姜合用，相得益彰，使阴寒得散、阳气来复。正所谓"附子无姜不热"。肉桂为命门火衰要药，能温阳运气，鼓动气血生化。黄芪甘温，能补气升阳、益气固表、"甘温除大热"。桂枝、良姜、荜茇、白术、党参为臣。桂枝味辛、甘，性温，辛甘养阳，可以通过三阴气血外达于毫端，引阳气，开散结。良姜、荜茇辛热，能温中散寒，有补火助阳、引火归原之效。白术、党参能补中益气，生津养血而不燥，加强甘温除热、益气助运之力。熟地、陈皮、山药、肉苁蓉、黑芝麻可补肾阳、益精血、暖腰膝以制肾阳亏虚、虚阳外浮。板蓝根、大青叶为使，少使以苦寒咸寒之品，清热解毒，透热转气。诸药合用，配伍精当，功专效宏，共奏补火助阳、甘温益气、引火归元之效，使阴得阳生而泉源不竭，阳得阴助而生化无穷。阴阳调和，其热自除。临床使用此方多年，未见患者出现不良反应，且易于被广大患者所接受。

其实，温阳法不仅在癌性发热治疗中的作用不容小觑，在整个肿瘤的防治过程中同样发挥着巨大的作用。而生姜这一味药就有着很好的温阳功效，现笔者将临床上对于生姜的运用经验分享如下。

生姜味辛，性温，归肺、脾、胃经，具有解表散寒、温中止呕、温肺止咳、解毒的作用。生姜性温，本身就是一个热源，进入人体经过消化吸收后能补充人体因肿瘤消耗流失的阳气。生姜的炮制品有干姜、炮姜、姜炭、煨姜等。生姜的炮制品虽在功效和生姜上有一定差异，但其功效总离不开一个字——温，这也奠定了其在肿瘤治疗方面的重要作用。在临证处方时使用生姜（或生姜炮制品），如以生姜熬姜汤顿服（少量多次，小口温热吞服），对于脾胃虚寒的肿瘤患者尤为适用,可以减轻患者的呕吐症状。重症患者使用生姜的量要由少到多,见效即止。对于不能口服中药汤剂者,外用生姜也可以起到一定的效果。例如,将生姜打成烂泥状,敷在肚脐周围(以肚脐为中心,直径约10cm),直至小腹发热出汗为,经过一定疗程后可以逐渐缓解肠癌患者的腹痛、腹泻的症状。

# 第三十一章　典型临床案例治疗心得

## 一、温补肾阳法治疗前列腺癌

**例**　陈某，男，82岁，前列腺恶性肿瘤。缘患者2019年1月无明显诱因开始出现背痛，未见其他不适，未引起患者重视，未及时诊治，症状时有反复。2019年7月患者背痛较前加重，难以忍受，遂至广州中医药大学第一附属医院就诊，完善全身检查后考虑为前列腺恶性肿瘤伴骨转移。该院建议患者行穿刺活检以明确诊断，家属考虑患者年老，拒绝行进一步病理活检，该院临床诊断为前列腺恶性肿瘤并骨转移，于2019年7月11日开始行内分泌治疗（醋酸戈舍瑞林缓释植入剂3.6mg，皮下注射，每4周1次；比卡鲁胺片150mg，口服，每日1次）。2020年5月中旬，患者出现尿血，伴腰背部疼痛不适，为求进一步中西医结合治疗，遂至我院肿瘤科门诊。

**初诊**　患者精神一般，留置尿管固定通畅，尿管内可见血性尿液及沉渣，腰背部疼痛，转身及弯腰时疼痛加重，自觉腰背部及双下肢乏力，发冷，口干，夜间明显，无口苦，纳尚可，眠差，入睡困难，大便量少。舌淡，苔白厚，脉弦滑。

**处方**　肉桂6g，醋龟甲10g，龙骨20g，磁石15g，山萸肉20g，薏苡仁15g，路路通15g，黄柏12g，砂仁6g，炙甘草6g，淡附片6g，巴戟天10g，牛膝10g，干姜15g。共7剂，日一剂，水煎两次，早晚服用。

**二诊**　患者尿管内血性尿液明显减少，尿液较前清亮，沉渣减少，腰背部及双下肢较前温暖，疼痛稍缓解，饮食量少，舌红，苔白，脉弦滑。患者仍诉有口干，饮不解渴，考虑为邪热伤津，在前方基础上加予乌梅10g、玉竹10g、北沙参15g、麦冬15g、酸枣仁10g以养阴生津。共10剂，日一剂，水煎两次，早晚服用。

**三诊**　患者腰背部疼痛明显改善，腰背部及双下肢冷感已不明显，尿管内可见少量血丝及白色沉渣，口干较前缓解，舌淡红，苔薄白，脉弦。

患者病情稳定，续予二诊方口服。共 7 剂，日一剂，水煎两次，早晚服用。

**按**　前列腺癌是男性泌尿生殖系统常见的恶性肿瘤之一，发病率也逐年上升，据 2019 年国家癌症中心统计数据，前列腺癌发病已居我国男性肿瘤发病第 6 位。前列腺癌流行病学的一个显著特点是与年龄呈明显的正相关。随着年龄的增加，男性雄激素的作用逐渐下降，睾酮水平的降低以及靶器官对睾酮敏感性的降低均会导致前列腺癌的发病概率增加。男性儿童进入青春期后，睾丸开始分泌雄激素，以促进生殖器官的发育；中老年人雄性激素分泌逐渐减少，性功能逐渐消退，各系统的代谢功能也日趋低下。前列腺癌的发病与男性雄激素的作用下降密切相关，在某种程度上来说，雄激素分泌减少促进了前列腺癌的发生。然而在治疗上，雄激素剥夺治疗是目前治疗前列腺癌的标准疗法，包括手术去势和药物治疗去势。其矛盾点在于以雄激素减少为诱导的前列腺癌患者，采取雄激素剥夺治疗是否能获益。

早期前列腺癌为激素依赖性生长的恶性肿瘤，雄激素剥夺治疗在早期可以有效抑制肿瘤生长，证实了前列腺癌对雄激素阻断的反应性。但是在雄激素剥夺治疗过程中可能导致雄激素缺乏综合征，其特征是血清睾酮水平降低。西医治疗主要是补充睾酮，但是这与前列腺癌患者的治疗相矛盾：不能以雄激素替代疗法来治疗雄激素缺乏综合征。其次，前列腺癌患者经过去势治疗后，在 1 年半到 2 年后会出现治疗抵抗，特异性标志物 PSA 再度升高，这提示肿瘤细胞产生了耐药性并发展成为去势抵抗性前列腺癌，这种去势抵抗性前列腺癌是雄激素剥夺治疗后晚期前列腺的终极阶段。这种类型的癌细胞会更难治疗，容易转移到股和肺等部位，并对大多数化疗药物和化疗方法产生抵抗，即使短期内能控制肿瘤的生长，也会很快复发并且转移扩散，是许多前列腺癌患者死亡的根本原因。

肾为先天之本，元阴元阳封藏之所，雄性激素则为"阳中之阳"。《黄帝内经》有云："男子五八肾气衰，发堕齿槁；六八阳气衰竭于上，面焦，发鬓颁白。"老龄及雄性激素分泌减少均与阳气衰退有关。前列腺癌患者局部气、血、痰、瘀郁而化热、化火，攫取全身阳气、精微物质等，导致全身虚寒，局部邪热乖戾。

基于前列腺癌以阳气亏虚为本，浊邪积聚为标的病机特点，前列腺癌的中医治疗总离不开"温补肾阳"，其原理与雄激素剥夺治疗刚好相反。雄激素剥夺治疗不仅破坏了男性"阳中之阳"，引起"阴平阳秘"的内环境稳态失衡，带来了一系列影响生活质量和健康的不良反应，更会因内环境紊乱最终导致肿瘤进一步恶化。温补肾阳法通过增加肾中阳气、温煦肾阴，达到阴平阳秘的状态。"善补阳者必于阴中求阳，阳得阴助则生化无穷。"温补肾阳必于阴中求阳，滋补阴精以助化阳。遣方用药时选用巴戟天、补骨脂、附子等温补肾阳，加上山茱萸、枸杞、杜仲、黄精等药补肾填精、交通阴阳，减缓去势治疗中出现的潮热、性功能障碍等不良反应。脾为后天之本，肾阳虚往往是脾阳虚的进一步发展，温补肾阳亦离不开健脾升阳，以后天济先天，脾肾同治。在常用的温补肾阳药物中加入健运脾胃药物，如白术、茯苓、黄芪、党参、砂仁等，可使雄性激素水平处于相对平衡的状态中。本案患者初诊见尿血，腰背部疼痛发冷及双下肢发冷乏力，为典型的邪热攫取阳气，肾阳亏虚，局部气机堵塞，脉络受损。治疗上用大量辛热药物温补肾阳，牛膝引火下行至患处，薏苡仁、路路通利水下行给邪热出路，黄柏、砂仁合用防辛热之药伤胃。二诊时患者腰背部疼痛改善，然口干改善不明显，此为邪热伤阴，加予乌梅、玉竹、北沙参、麦冬等养阴生津药物，滋补阴精以助化阳。

## 二、肝癌治疗辨邪正虚实，以决攻补进退

**例** 陈某，男，50岁，肝恶性肿瘤。患者2018年10月自觉腹部胀痛不适于广东省中医院门诊就诊，查彩超示肝内占位性病变，要求服用中药治疗（具体药物不详），后觉腹胀较前明显，伴双下肢水肿，遂前往中山大学第三附属医院住院治疗。住院期间查腹部MR示：①肝S1段巨块型肝癌并瘤灶出血，大小约138mm×85mm×125mm，瘤灶推压下腔静脉，侵犯下腔静脉肝内段，肝左、中、右静脉，胃窦部小弯侧，胰颈部；肝S8段结节，考虑子灶可能性大。②肝硬化（肝多发含铁黄色沉积），门静脉高压，食管胃底静脉曲张，脾大，大量腹水。③慢性胆囊炎。2018-11-04行超声引导下腹腔穿刺置管引流，引出大量暗红色血性液体，2018-11-06复查血常规示：血红蛋白65g/L。血红蛋白下降明显，考虑肝癌出血可能。于2018-11-06行腹腔动脉造影+止血栓塞术，术后腹腔引流液逐渐变清，腹胀症状缓解后出院。出院后患者自觉全身肢体乏力明显，伴头晕、腰痛，症状逐渐加重，在其主治医师的推荐下，前来笔者门诊求治。

**初诊** 患者神志清楚，精神疲倦，身目轻度黄染，自觉头晕，无明

显头痛，肢体乏力，腰部疼痛，偶有胃脘部胀痛不适，无恶心呕吐，胃纳及睡眠欠佳，留置腹腔引流管，引出淡黄色腹腔积液，小便量少，色深黄，昨日解黑色烂便 1 次，今日未解大便。舌质淡，苔薄白，脉弦细。

**处方**  半边莲 20g，炒白扁豆 20g，醋鳖甲 20g，半枝莲 10g，熟党参 15g，枸杞子 15g，莲子 15g，麦冬 15g，芡实 15g，白花蛇舌草 30g，山药 15g，百合 15g，溪黄草 15g，薏苡仁 30g，水蛭 10g，蜈蚣 3 条。共 7 剂，水煎 2 次，早晚服用。

连续服用 7 剂之后，患者腹水明显减少，再以肝癌基础方进行辨证加减治疗，患者很快便出院。现患者病情稳定，仍坚持在门诊口服中药治疗。

**按**  原发性肝癌是我国甚至全世界发病率均较高的恶性肿瘤之一，该病病死率高，治疗起来极为棘手。在中医古文献的记载中，类似于"黄疸""鼓胀""积聚""癥瘕""胁痛"等病症。《中医内科学》[85]中对肝癌的定义如下：肝癌是以脏腑气血亏虚为本，气、血、湿、热、瘀、毒互结为标，蕴结于肝，渐成症积，肝失疏泄为基本病机，以右胁肿硬疼痛、消瘦、食欲不振、乏力或黄疸、昏迷等为主要表现的一种恶性疾病。并将其分为以下几个证型：肝气郁结、气滞血瘀、湿热聚毒、肝阴亏虚，再根据患者的临床表现进行辨证选方。然而在临床工作中我们发现，以症测病选方难以达到显著的疗效，且患者的临床表现复杂，仅根据以上四个证型，我们常常会陷入无证可辨的尴尬局面。

治疗肝癌首先需要分清邪正虚实的主次关系，辨证准确，然后再决定治疗原则。正气亏虚是肝癌发病的前提。人体正气亏虚，邪毒趁机侵入，进而导致肝脏的功能失调，气机受阻，日久发为肿瘤。肝之病在气在血，肝癌发病早期多与肝气郁结不舒、经气不利有关，多为实证，邪盛而正不虚；中期肝癌多以气血不和，气滞血瘀或湿热郁结为主，邪气渐强，正气渐虚；晚期肝癌见肝肾亏虚，多为虚证，正气极度亏虚。治疗上，早期肝癌以攻为主，中期肝癌攻补兼施，晚期肝癌以扶正治疗为主。在肝癌的治疗过程中，应全程兼顾患者的脾胃功能，肝脾同治。正所谓"见肝之病，知肝传脾，当先实脾"，常用药物为白术、茯苓、山药、鸡内金、党参等。临床上肝癌易发诸多变证及并发症，起病凶险，治疗上要针对其不同的病机辨证用药。如肝癌出现顽固性腹水者，多为积聚阻滞气机，气血不足，水运代谢障碍从而形成腹水。肝癌腹水根据其临床表现可分为阳水和阴水，阳水可用大黄、葶苈子等泻热逐水、通利二便；阴水可用肉桂、木香、菟丝子等温阳利水。

### 三、中医中药遇上乳癌，退缩还是前进？

**例** 李某，因确诊乳腺癌 11 月余，头晕头痛 1 周来我院门诊就诊。自诉平素性情抑郁，2019 年 9 月无意中扪及右乳一肿物，约初生蛋大小，质硬，边界不清，活动度差。2019 年 9 月 10 日就诊于广州医科大学附属肿瘤医院，行右乳肿物穿刺术，术后病理检查示：右乳见浸润性癌，少数呈鳞癌改变。免疫组化：ER（－），PR（－），HER2（－），Ki67（70%＋）；基因检测：PD－1（－），PD－L1（－）。完善 PET－CT 提示乳腺癌并肝、肺转移。排除禁忌后，于 2019－9－20、2019－10－14、2019－11－04 行 **AC 方案**（表阿霉素 120mg＋环磷酰胺 0.9g）化疗 3 程，因患者不能耐受化疗反应而中止。2020 年 2 月 10 日，患者行胸部 CT 复查提示右乳癌较前增大（囊性增大为主），于 2020－2－14、2020－3－10 继续行联合化疗（白蛋白结合型紫杉醇 200mg vd d1＋贝伐珠单抗 400mg vd d1）。化疗期间患者自觉口干口苦，手足麻木，全身乏力，食欲差，形体消瘦，黑发尽脱。血液学检查提示白细胞低，再次中断化疗，后经中医药调理后患者体质逐渐好转。2020 年 7 月患者前往中山大学附属肿瘤医院行乳腺局部微创治疗，术后予 GP 方案（吉西他滨 1.4g vd d1 d8＋顺铂 30mg vd d1—d3）化疗 1 程，化疗后患者再次出现严重的恶心呕吐，伴全身疲惫、四肢乏力，情绪时而亢奋、时而低落，为求进一步中医药辅助治疗，遂来我院肿瘤科门诊就诊。

**初诊** 患者神清，精神疲惫，头晕，呈昏沉感，时有头痛，以头两侧太阳穴处疼痛较明显。交流时而情绪高亢，时而言语低微。四肢乏力，形体消瘦，行走缓慢，伴口干口苦，纳差，食不甘味，睡眠差，大便偏稀，不成形，一日一行，小便可，舌红，苔黄，中根部偏厚，脉弦数。

治疗上补中以调升降，疏肝以和脾胃，予小柴胡汤合固本安神合剂治疗，因患者需返院行下一程化疗，为方便患者住院服用，小柴胡汤及固本安神合剂均为成药。嘱患者每日化疗前服用一剂小柴胡汤，化疗结束后服用固本安神合剂。固本安神合剂组成：酸枣仁、墨旱莲、山药、百合、龙眼肉、莲子心、杜仲、牛大力、龙骨、牡蛎、淡竹叶。

**二诊** 患者诉第二程化疗胃肠道反应明显减轻，头痛基本缓解，但仍时有头晕；腰背部疼痛，每次起床后无法立即下床行走；胃口较前好转，饮食量仍较少，睡眠尚可；舌红，苔薄黄，脉弦。治疗上守前方，加予针灸治疗2次，取双内关、膻中、中脘、鸠尾、印堂等穴。

**三诊**　患者行第三程化疗后无明显胃肠道反应，预防呕吐的西药已减半使用，无明显头晕头痛，偶有双下肢乏力感，不影响行走，胃口较前好转，饮食量增加，睡眠可，舌淡红，苔薄黄，脉弦。治疗上继续予小柴胡汤合固本安神合剂，针灸取穴在前基础上加双太溪、双太冲。

**按**　乳腺癌是全世界女性最常见的恶性肿瘤之一，其致病原因复杂，生活环境、遗传因素、行为习惯等均会导致乳腺癌发病。本案患者为三阴型乳腺癌，三阴型乳腺癌作为乳腺癌治疗中最棘手的一种，具有死亡率最高、容易复发、预后较差的特点，对常见的内分泌治疗及靶向治疗均不敏感。本例患者的基因检测均为阴性，无药可用。患者先后尝试了多种化疗方案，然而西药化学药物因其药物毒性，患者不能耐受，正常的免疫功能、生活质量均受到严重影响，导致治疗方案中断，甚至影响预后。患者体质本虚，倘若一味化疗，疗效不佳；以中医药辅助治疗，尚有一线生机。

从中医角度分析，乳腺癌属于中医学"乳岩""乳石痈""翻花奶"等疾病范畴，病机多为正气亏虚，瘀血、痰浊、热毒积聚。正气不外乎气血二字，与肝脾两脏密切相关。然而中医并没有将乳腺癌进一步细分，通过多年临床验证，笔者认为乳腺癌亦有阴阳。这种恶性程度高的三阴型乳腺癌，病程凶险，起病多由于情志抑郁，辨为阴瘤，治疗上重在疏肝、行气、补中；而非三阴型乳腺癌则辨为阳瘤，治疗可结合清热解毒。对于此例乳癌的治疗，我认为重在补中以调升降，疏肝以助运脾，补中、疏肝二者结合，事半功倍。本例患者上逆下陷中虚，非小柴胡汤不治，方中柴胡疏肝行气，黄芩降胆经之上逆，半夏、生姜降胃经之上逆；相火上逆，中气、津液必伤，方中姜、枣、草、参补中气、生津液。中伤火逆，胃不和则卧不安，重用补中，以固本安神合剂口服，重在固脾胃、调中焦。二诊时患者仍有头晕，伴腰背部不适，行走稍受限，仍为胆经相火上逆不降，三焦相火下陷不升，针药联合治疗效果明显。三诊时患者诸症缓解，信心大增，考虑患者患病为情绪所困，针灸加予太冲、太溪。

综上所述，中医药治疗乳癌，坚持针药联合，同时坚持局部与整体、治标与治本之间相互结合、互相补充。尤其是起病凶险的三阴型乳腺癌，中药不仅能起到减毒增效的作用，更因疏通了人体气机而进一步抑制了肿瘤的生长，延长患者生命！

## 四、治肺当先实脾，健脾化痰治肺癌

**例** 郭某，男，80岁，支气管或肺恶性肿瘤（左肺中央型肺癌）。患者于2017年开始出现咳嗽咯痰，当时未予重视，后症状逐渐加重，遂于2018年5月于广州中医药大学第一附属医院就诊，完善胸部CT示：左上肺门区肿瘤（大小为4.6cm×6.1cm×4.6cm），考虑左上肺中央型肺癌，侵犯左上、左下肺静脉，左侧胸膜转移待排，并左肺炎，左侧胸腔少量积液，心包轻度增厚。该院考虑患者为肺恶性肿瘤，建议患者家属行进一步检查以明确诊断。患者家属考虑患者年龄较大，未再进一步行病理检查，后于该院门诊定期口服中药治疗，未行系统复查。2019年7月患者因咳嗽咯痰加重至我院就诊，行胸部CT平扫＋增强提示：①结合病史，考虑左肺门区恶性肿瘤（中央型肺癌可能性大）并侵犯左肺，左肺全肺不含气，肿瘤向纵隔内生长，并侵犯左肺动静脉、左主支气管及食管中下段，请结合支气管镜检查。②左侧后肋胸膜稍肥厚，左侧胸腔中量包裹性积液。③右侧后肋胸膜局部小结节样增厚，转移瘤待排，右侧胸腔少量积液。④心包中量积液，纵隔多发小淋巴结。⑤左头臂静脉受头臂干挤压，管腔狭窄，左锁骨下静脉曲张。⑥胸椎退行性变，右侧肱骨头皮质下小结节，性质待定，建议复查。上腹部、下腹部、盆腔CT平扫＋增强示：①左肾中下盏小结石（2～3枚），双肾实质多发微小囊肿。②膀胱腔后部结石（2枚），膀胱前壁轻度增厚，考虑慢性炎症。③前列腺增生、钙化。④腰椎退行性变，L1压缩骨折，伴T12～L1椎体水平椎旁软组织肿胀、积气，L3椎体后滑脱（Ⅰ度）；T10～L1及L3/5多发椎间盘病损；建议MRI进一步检查。头颅CT平扫＋增强示：①右侧岛叶小缺血灶或腔隙性脑梗塞。②脑萎缩。③头颅CT增强扫描未见异常强化灶。患者及其家属拒绝行病理检查，后完善液体基因检测，未见阳性基因改变，于我院临床诊断为左肺中央型肺癌。因患者年纪较大，家属及患者本人均拒绝放化疗及手术，因此来我门诊寻求中医治疗。

**初诊** 患者精神疲倦，全身乏力，伴咳嗽咯痰，痰色白质粘，间有痰中带血，胸闷气促，活动后明显，腰骶部疼痛，转侧轻度受限，纳食量少，睡眠较差，大便干结，数日一行，小便尚可，双下肢轻度浮肿。舌淡暗，苔白腻，脉细滑。

**处方**　天花粉 10g，白芨 10g，鱼腥草 15g，茯苓 10g，蒲公英 10g，泽泻 10g，葶苈子 10g，浙贝母 10g，陈皮 6g，法半夏 9g，瓜蒌皮 10g，胆南星 6g，丹参 10g，五味子 6g，三七粉 6g，水蛭 10g，蜈蚣 2 条，太子参 15g。共 10 剂，水煎 2 次，早晚服用。

**按**　缘患者平素饮食不节，损伤脾胃。"脾为生痰之源，肺为贮痰之器"，脾胃亏虚，运化失司，痰湿内生，痰贮肺络，肺失宣降，痰凝气滞，气血瘀阻，毒聚邪留，以致痰、瘀、毒胶结于胸中，渐成本病。脾土亏虚，母病及子，以致肺脾气虚。本病属本虚标实之证，本虚在于肺脾气虚，此为主要矛盾，标实在于痰瘀毒聚，此为次要矛盾。脾虚运化不利，痰湿内生，则见纳呆；痰湿阻肺，肺气不降，故见咳嗽咯痰；肺脾气虚，气虚摄血无力，血溢脉外，故见痰中带血；舌脉为肺脾气虚之象。综上所述，本病病位在肺，与脾肾密切相关，本虚标实，积极治疗，预后不佳。

**二诊**　患者精神好转，咳嗽咳痰减轻，痰中无血丝，但仍时有气促，腰骶部疼痛减轻，饮食量少，不欲饮食，睡眠较前稍好转，双下肢无浮肿，大便一日一行，小便频。舌淡暗，苔白，脉滑。考虑患者饮食量少，中焦脾胃运化不足，治肺当治脾，故在原方的基础上加予鸡内金 15g、山楂 15g、麦芽 15g 健胃消食，白术 10g、山药 15g 健运脾胃。

**三诊**　患者精神状态明显好转，双目炯神，偶有咳嗽咳痰，痰液清稀，无血丝，无明显气促不适，腰骶部仍时有疼痛，活动后加重，食欲好转，饮食量明显增加，睡眠情况改善，二便正常。舌淡红，苔薄白，脉弦滑。患者病情稳定，无特殊不适，续守前方。

**按**　肺癌患者，特别是老年患者，若出现痰中带血，也不一定是肺毒血热，要根据患者的整体症状进行准确辨证。肺毒血热型肺癌症见咯痰带血，多为痰夹血丝，或夹血块，伴胸背疼痛，心悸气短，面青唇紫，多有瘀点瘀斑，自觉发热，大便干结，小便黄赤，舌质红绛，苔薄黄或白，脉象洪数。而本案患者所咳之痰色白质粘，间或痰中带血，伴气促不适，属痰湿阻肺，治疗宜健脾化痰、解毒清肺为主。

治肺为何要强调健脾呢？脾虚生痰，痰蕴于肺，日久形成肿瘤，因此治疗上要强调从脾论治。同时，脾为肺金之母，根据五行相生相克的关系，通过强化脾的功能去克制肺，也是发挥人体自身脏腑之间互相制化关系的治法。无论在病程进展的哪一阶段，健脾化痰、顾护脾胃的思想都需要贯穿整个治疗过程。

## 五、"三印辨证"论治大肠癌，真假寒热仔细辨别

**例** 罗某，女，56岁，结肠恶性肿瘤（乙状结肠低分化腺癌 T3N2Mx ⅢB期）。患者于2017年5月因腹胀不适至中山大学附属第三医院行腹部CT示：乙状结肠节段管壁不均匀增厚，考虑结肠癌。行电子肠镜活检示：低分化腺癌，免疫组化结果：CK（＋）、Vim（－）、CEA（＋）。2017年5月29日完善肝胆脾胰彩超示：肝门部胆管癌（Ⅲa型、累及胆囊颈管、左右肝管汇合部、右肝管、右肝后叶胆管二级支）可能，肝内胆管扩张明显。2017年5月31日完善PET－CT示：乙状结肠与降结肠交界处肠壁增厚，符合结肠癌改变，累及肠壁全层，胃癌根治术后，术区未见高代谢肿瘤复发征象；肝内外胆管轻中度扩张，考虑胆管炎所致可能。后患者于2017年6月10日于中山大学附属第三医院行剖腹探查术，见腹腔多处肿瘤种植（腹膜壁、小肠）。术中冰冻病理示：肝脏肿物未见确切肿瘤组织；结肠系膜肿物、小肠系膜肿物为低分化癌。无法行手术切除并予缝合，术后诊断为乙状结肠恶性肿瘤（低分化腺癌Ⅳ期）。肝脏肿物冰冻病理示：门管区纤维组织增生，其内见异型细胞浸润，呈腺样后单个散在印戒样，符合低分化腺癌，免疫组化结果未支持肠腺癌，结合临床，考虑胃底分化腺癌与低分化胆管细胞癌相鉴别。2017年6月18日患者于该院行伊立替康（80mg/m² vd d1）化疗。

2017年7月10患者至广州中医药大学第一附属医院就诊，行全腹CT提示：①考虑硬化性胆管炎，合并胆管细胞癌可能。②降结肠－乙状结肠移行区占位，考虑结肠癌，侵及周围脂肪间隙，盆腔可疑种植转移灶，腹腔及腹膜后小淋巴结多发肿大。2017年7月16日患者于该院开始口服阿帕替尼（500mg qd）靶向抗肿瘤治疗，2017年7月18日行胆管支架植入术，后患者肝功能逐渐好转。2017年8月16日于该院行阿帕替尼500mg qd＋替吉奥40mg bid d1～d14方案治疗。

2017年10月，患者出现进食后腹胀痛不适，腹部可见肠型，再次于广州中医药大学第一附属医院就诊，行腹平片提示：考虑不完全性肠梗阻，结合患者症状及相关影像学检查，考虑患者病情进展，更换治疗方案，暂停阿帕替尼＋替吉奥治疗，并于2017年10月20日行化疗1程（奥沙利铂

140mg vd d1 + 雷替曲塞 4mg vd d1），过程顺利。

2017 年 11 月 11 日患者再发腹部胀痛不适再次于该院就诊，行腹平片示：腹部立位片提示符合胆道术后改变，考虑不完全性肠梗阻可能，予禁食、营养支持、抗感染等治疗后，排除化疗禁忌，于 2017 年 11 月 14 日行 Avstin + FOLFOX 方案*化疗，过程顺利。患者于 2018 年 2 月来诊。

**初诊** 患者精神疲倦，面色苍白，形体消瘦，腹部胀痛不适，时有阵发疼痛加剧，恶心欲呕，饮食量少，睡眠尚可，二便尚调，舌淡暗，苔白腻，脉沉细弦。

**三印辨证** 舌齿印（+），腮齿印（+），右耳软骨膜增厚（+），两拇指甲印变小，其余八指未见甲印，胃脘部及脐旁左侧压痛（+），胸腹背部皮肤可见白色小斑点。根据患者舌脉及印法综合辨证，为寒瘀毒结证。

**处方** 陈皮 15g，干姜 15g，肉桂 15g，附子 10g，三棱 15g，莪术 15g，桃仁 15g，红花 10g，香附 20g，枳实 15g，土茯苓 30g，银花 15g，斑蝥 5g，滑石 15g，槟榔 30g，二丑 30g，大黄 15g，熟地 30g，党参 15g，元明粉 15g。共 14 剂，水煎 2 次，早晚服用。

**二诊** 患者服药半月后，食欲、体力明显增强，大便次数增加，每天 3~4 次，大便成形，色黑，每次解完大便后自觉全身舒畅，腹部无疼痛不适，舌淡暗，苔白，脉沉细弦。因患者大便色黑，立即行大便常规检查：红细胞（-），嘱患者继续服用前方 1 月。

**三诊** 患者大便次数未见增加，大便颜色由黑转黄，大便通畅后患者自觉身体轻松有力。三印示：舌齿印（-），腮齿印（-），除了双手小拇指，其余八指均有甲印，胃脐旁压痛（-），皮肤白色斑点颜色稍褪，数目减少，舌淡，苔白，脉弦。因患者大便颜色转黄，饮食及精神状态均明显好转，继续服用前方恐伤正气，予肠癌调理方，嘱患者长期服用。

**处方** 盐杜仲 30g，炒酸枣仁 30g，龙眼肉 30g，墨旱莲 20g，牛大力 30g，莲子心 6g，山药 30g，百合 10g，柏子仁 20g，合欢皮 20g。共 14 剂，水煎 2 次，早晚服用。

**按** 患者明确诊断为肠癌，根据"三印辨证"，患者为寒湿瘀滞于

---

\* Avstin + FOLFOX 方案：奥沙利铂 85mg/m² vd d1 + 亚叶酸钙 400mg/m² vd d1 + 氟尿嘧啶 400mg/m² iv d1 + 续氟尿嘧啶 2 400mg/m² civ 持续 46h + 贝伐珠单抗 5mg/kg vd d1。

内，毒邪蓄积发病，属寒瘀毒结证。寒邪瘀积在体内，没有药物的辛温作用便无法自行排出体外，故其治疗法则应为辛温破瘀，驱毒外出。方中陈皮、干姜、肉桂、附子温化寒湿；三棱、莪术、桃仁、红花活血化瘀；香附、枳实行气，促进局部气血流通，使寒得热化；斑蝥、滑石、槟榔、二丑破阴寒痼疾瘀血；大黄、二丑将毒邪通过大便排出体外。全方攻大于补，只加入一味党参补气。恶性肿瘤患者大多体质虚弱，因此患者大便颜色转为正常之后，应及时更改用药方向，若一味攻补太过，恐瘤存人亡。

此例患者完全按照"三印辨证"的思路来治疗，通过观察三印、两触、一点，得出患者体质的寒热属性，再结合患者的舌脉辨证用药。经过手术、放化疗的肿瘤患者其疾病的虚实寒热往往难以辨别，通过"三印辨证"可以很直观地分清寒热虚实，辨证准确，开具处方时胸有成竹，用药疗效也常出人意料。

此例患者应用了攻下驱毒法来治疗，可能很多人会有疑问，明明患者已经属于癌症晚期，还用攻伐的药物去损耗患者正气，是否不利于患者的康复？其实，在肿瘤患者的治疗过程中，不论是初期还是中晚期，攻下法都是驱邪外出的主要手段。很多人不敢用，无非就是找不到可以使用攻下法的依据，从表面上看患者精神疲倦，四肢乏力，确为虚象，但其两触阳性，那就是典型的使用攻下法的信号，大部分肿瘤患者都有可下之证。其次，攻下法的使用的确可以起到邪去正复的作用。体内癌毒蓄积，一味温补可能只是徒为肿瘤"作嫁衣"，只有先将癌毒攻开破散，再使用扶正的药物顾护正气，这样温补之药才能真正发挥作用。最后，肠道中的有害之物主要依靠大便排出，因此在治疗过程中必须保持大便的通畅，即使一日数行，只要患者正气尚存，就可以继续使用通下之药。

## 六、益气养阴、补益气血、活血化瘀辨治鼻咽癌

**例1** 劳某，女，58岁，鼻咽恶性肿瘤。患者2007年无明显诱因出现鼻塞、涕中带血等症状，遂至当地医院行头颅CT检查，考虑鼻咽癌（具体报告未见），行穿刺活检后明确诊断为鼻咽恶性肿瘤，并行放疗20余次（具体不详）及多程化疗（具体方案及剂量不详）。后因身体不能耐受而放弃化疗，在家自行调养，期间未见特殊不适，未定期进行复查。

2019年10月3日，患者不明诱因出现发热呕吐、胸闷气促等症，遂至

广州中医药大学第一附属医院急诊就诊，查体温：38.5℃，完善胸部 CT 示：①左侧肺门旁肿块，并左肺部分肺不张、阻塞性肺炎，左侧大量胸腔积液，部分包裹，右下肺少许微小结节，结合病史考虑为转移瘤可能性大。②双肺陈旧性肺结核纤维化。急诊予抗感染、止呕等对症治疗，情况好转后转至肿瘤科住院部继续治疗。2019 年 10 月 12 日复查 CT 示：①左侧肺门旁肿块，阻塞性肺炎，病变较前减轻；左侧胸腔大量胸腔积液，较前减少，右侧少量胸腔积液，较前增多；右下肺小结节，结合病史考虑为转移瘤可能性大；双肺陈旧性肺结核纤维钙化灶，请结合临床。②考虑腹腔及腹膜后多发淋巴结转移，腹膜转移，病灶较前增大。③颅脑实质 CT 平扫检查未见异常。头颅 MR 示：①鼻咽癌治疗后表现，鼻咽部右侧壁及顶后壁轻度增厚，颅底骨质信号异常，请结合临床。②双侧上颌窦、蝶窦及筛窦炎症，双侧中耳乳突炎症。主治医生考虑患者系鼻咽恶性肿瘤并双肺转移、双侧胸腔积液，合并肺部感染、低蛋白血症，一般状态差，遂未行诊断性抗肿瘤治疗，但患者病情进展，建议患者行病理活检，患者拒绝，后完善外周血二代测序基因检测提示：TMB 23.15 个突变/Mb（High），分位值：97.86%。后患者再次于广州中医药大学第一附属医院寻求治疗，于该院诊断为轻度肠梗阻、重度贫血，予营养支持、胸腔积液引流、补充白蛋白等治疗，并行腹腔肿物穿刺活检，病理结果未见癌细胞，2019 年 11 月 17 日予输注同型红细胞 1.5U 以改善贫血，后患者病情好转出院。

**初诊**　患者精神疲倦，听力下降，时有鼻衄，色红，伴胸闷气促，活动后加重，左胁肋部时有疼痛，偶有咳嗽咳痰，午后发热，体温 38.0℃～38.9℃，无恶寒，纳眠差，自觉口干口苦，大便二三日一行，小便调。舌红，苔薄黄，脉细。

**处方**　北沙参 10g，麦冬 10g，石斛 10g，熟地黄 10g，辛夷 9g，炒苍耳子 9g，酸枣仁 20g，远志 6g，白花蛇舌草 30g，蜈蚣 2 条，甘草片 15g，猫爪草 20g，牡蛎 30g，桔梗 10g，枇杷叶 10g，大黄 10g。共 7 剂，水煎 2 次，早晚服用。

**二诊**　7 天后患者鼻衄逐渐减少，咳嗽咳痰减轻，胸闷明显缓解，大便通畅，舌质红，苔少，脉细。但患者仍时有发热，发热以午后及夜间发热为主，口干口苦，不欲饮水。考虑患者此时为阴虚发热，在前方基础上加予麦冬 15g，玄参 30g，生地 30g，肉桂 3g。共 7 剂，煎服法同上。

**三诊**  患者发热逐渐减退，精神较前好转，无鼻衄，但仍时有咳嗽咳痰，左胁肋部疼痛，口干口苦改善不明显。患者目前主要矛盾在于癌细胞多发转移，机体抵抗力低下。治疗应着重提高患者机体免疫力，抑制远处转移。中药以扶正为主，以鼻咽癌基础方辨证加减治疗。

**处方**  皂角刺 30g，金银花 20g，野菊花 15g，赤小豆 15g，蒲公英 20g，紫花地丁 20g，肉桂 5g，黄芪 30g，玄参 15g，牡丹皮 10g。共 2 剂，水煎 2 次，早晚服用。

患者长期服用此方，后症状逐渐稳定，定期至我门诊进行调理。

**按**  本例患者为鼻咽癌复发并多处转移，这种类型的患者较初发患者治疗起来更加棘手。晚期鼻咽癌放化疗后的患者，远处转移未能得到有效控制，导致生活质量低下、生存时间缩短。患者以本虚为主，气血不足，阴液耗竭，发热为虚火上炎之阴虚发热；治疗上以益气养阴、驱邪抗癌为主。

**例2**  王某，男，57 岁，鼻咽恶性肿瘤。患者自述 7 个月前无明显诱因开始出现鼻塞、流涕，时可见血丝，并伴有听力下降，后于 2018 年 1 月于当地医院行鼻咽部 CT 示：①鼻咽部咽鼓管不均匀增厚，占位，建议病理检查。②双下鼻甲肥大。当地医院考虑鼻咽癌可能性大，建议患者行鼻咽镜检查，当时患者未予重视，后鼻塞、涕血症状进行性加重，遂至外院行鼻咽镜检查并取活检标本送病理，结果回示：①EBV 阳性恶性肿瘤，伴坏死。②综合形态学及两轮免疫组化/原位杂交，符合未分化型非角化癌。诊断：鼻咽未分化非角化癌伴多发淋巴结转移。排除化疗禁忌证后，患者在该院于 2018 - 03 - 28、2018 - 04 - 04 行尼妥珠单抗注射液 200mg vd d1 qw 靶向治疗，并于 2018 - 03 - 28 联合 DP 方案* 化疗，过程顺利。现患者仍有鼻塞、涕血，症状较前稍改善，为求进一步治疗，遂至笔者门诊就诊。

**初诊**  患者神清，精神一般，稍乏力，鼻塞，夜间难以平卧，流涕，时可见涕血，量较多，血色暗红，偶有血块，双侧颈旁见质硬肿块，轻压痛，双耳听力下降，饮水稍呛咳，偶咳无痰，口干口苦，无恶寒发热，无头痛头晕，纳食一般，眠欠佳，小便正常，大便干结。舌暗有瘀斑，苔薄白，脉沉涩。

---

\* DP 方案：多西他赛 120mg vd d1 + 顺铂 40mg vd d1—d3 q3w。

**处方** 赤芍 20g，川芎 10g，桃仁 10g，红花 10g，生姜 10g，柴胡 10g，蜈蚣 3 条，水蛭 10g，大黄 10g，芒硝 10g，番泻叶 10g。共 7 剂，日 1 剂，早晚分水煎服。

**二诊** 患者鼻塞较前好转，但仍时有涕血，血量较前减少，偶有血块，口干口苦症状缓解不明显，精神、食欲稍有改善，大便质地变软，舌暗红，苔薄黄，脉涩。原方去生姜，加芦荟 20g、麦门冬 20g，再予 7 剂，用法同前。服后患者鼻塞、涕血均较初诊有所好转，听力下降、饮水呛咳等症状大致缓解，后患者定期于门诊复诊，随证用药加减，病情平稳，未见明显进展。

**按** 本例患者已确诊为鼻咽癌，且于发病半年内行一程化疗，伴有鼻塞、涕血等症。病因为癌毒耗气结瘀，邪正相争，此时正气尚足，辨证为气滞血瘀，治以行气化瘀，方选用通窍活血汤加减。方中赤芍、川芎行气活血，桃仁破血行滞，红花化瘀止痛，生姜宣通肺气，柴胡升达清阳，蜈蚣、水蛭破血化症（癥），大黄、芒硝攻积通便，番泻叶泻下导滞。全方以活血行气药为主，加予少许虫类药、滑肠通便药为辅助，攻邪毒之气、破气血瘀滞，以达宣气畅达、活血化瘀之效。

**例3** 朱某，女，61 岁。患者于 2016 年 7 月无明显诱因发现左颌下肿物渐进性增大，至外院查头颅 CT 示：考虑鼻咽部占位性病变。后经病理活检确诊为鼻咽癌（病理检查结果未见），陆续行放疗共 33 次（具体不详），期间未行化疗治疗。近 3 月患者出现鼻塞、涕血，且症状逐渐加重，一般情况较差，为寻求中西医治疗，遂至门诊就诊。

**初诊** 患者精神疲倦，全身乏力，鼻塞，时有涕血，色鲜红，量少，时有耳堵塞感、午后发热，无恶寒，无头晕头痛，胃纳较差，眠尚可，小便调，大便难解，舌质淡暗，苔白微腻，脉沉细。

**处方** 黄芪 30g，党参 30g，当归 20g，白术 20g，熟地黄 20g，柴胡 20g，肉苁蓉 20g，茯苓 10g，川芎 10g，白芍 10g，炒鸡内金 10g，鹿角胶（烊化）10g，炙甘草 5g。共 14 剂，日 1 剂，早晚分水煎服。

**二诊** 患者鼻塞、涕血程度减轻，但仍时有耳堵塞感及午后发热，精神较前有所好转，食欲稍改善，大便较前易解，偶有便溏，舌淡红，苔白微腻，脉沉细。原方去肉苁蓉，加黄精 20g，改柴胡为 30g，再予 14 剂，用法同前。服后患者鼻塞、涕血较初诊有所好转，精神及食欲均有所改善，耳堵塞感偶见，午后发热症状基本缓解。后患者定期于门诊复诊，用药随证加减，病情平稳，未见明显进展。

**按** 本例患者已确诊为鼻咽癌，并于3年时间内行多次放射治疗，伴有鼻塞、涕血等症。病因为癌毒伏内已久，邪盛正衰，辨证为气血两虚，治以补益气血，方选用八珍汤加减。方中黄芪、党参补益中气，当归、鹿角胶补血益精，茯苓、白术健脾益气渗湿，川芎行气活血，白芍养血缓中，熟地黄滋阴补血，鸡内金健脾益胃，肉苁蓉补肾益精、润燥滑肠，柴胡升阳解郁，炙甘草补中益气，调和诸药。全方以补益气血药为主，加予行气活血、健脾益精药为辅助，以振奋正气、通调气血之道，达益气血、健脾胃之功。

## 七、宫颈癌治疗宜标本兼顾，健脾益气、解毒散结合用

**例** 孙某，女，52岁，2019年11月23日初诊。患者于2018年10月因不规则阴道流血于中山大学附属肿瘤医院就诊，活检提示宫颈鳞癌（具体报告未见），后完善PET-CT诊断为宫颈癌并多发骨转移Ⅳ期，并于2018年11月于该院行放疗32次（具体不详），后行2程化疗（紫杉醇+顺铂）。2程化疗后复查疗效评价为PD，病情进展，遂于2019年4月开始于该院入组PD-1临床试验，持续至2019年9月，共行PD-1治疗12程，期间行相关影像学检查疗效评价为SD。2019年10月患者无明显诱因下出现头痛，再次于该院就诊，完善检查提示为肿瘤脑转移，并于2019年10月底开始放疗，至2019年11月18日止，共行10次脑部放疗，期间配合脱水等对症治疗。后患者头痛加剧，该院予甘露醇脱水治疗后，症状改善不明显，遂停止放疗，现为求进一步诊治到我院门诊就诊。

**初诊** 患者精神疲倦，面色少华，全身疲倦乏力，头痛明显，呈阵发性胀痛，无明显头晕，两胁胀闷不舒，膝关节酸痛，纳眠差，小便调，大便夹血，舌淡红，苔薄，脉弦细。

**处方** 蜈蚣2条，全蝎6g，昆布10g，海藻10g，当归10g，续断10g，半枝莲15g，升麻6g，白术15g，白芍10g，香附10g，茯苓10g，北柴胡6g，黄芪20g，生半夏10g（先煎），鸡血藤15g。共7剂，水煎2次，早晚服用。

**二诊** 患者精神状态好转，头部仍觉隐隐疼痛，胸部胀闷不舒，纳寐较前好转，舌淡，苔薄白，脉弦细。嘱患者继续坚持前方服用10剂。

**三诊** 患者精神、食欲、睡眠各方面均改善，自觉身心舒畅，头部疼痛程度明显缓解，但膝关节仍时有疼痛，肤温未见升高，予前方中加予补骨脂30g、骨碎补30g、路路通15g。

**四诊** 患者全身症状减轻，无明显不适，以宫颈癌调理方继续巩固治疗。

**处方** 党参30g，白术15g，山药15g，紫珠草30g，山萸肉15g，赤石脂15g，杜仲20g，阿胶珠10g，补骨脂30g，续断20g。共7剂，水煎2次，早晚服用。

**按** 本例患者症状属于典型的本虚标实，治疗当扶正和攻邪并用。宫颈恶性肿瘤，早期多为湿聚毒盛，症见带下绵绵，色黄而臭，纳寐不佳，胸闷不舒，心烦不适；治疗以清热利湿解毒为主。晚期宫颈癌患者多为气血亏虚、冲任失调，伴一派标实之症，稍不注意则出现遣方用药错误。癌瘤为实，体质内虚，治疗当标本兼顾，健脾益气、解毒祛瘀合用。当归、续断、白芍、黄芪、白术健脾益气、扶正抗癌；蜈蚣、全蝎、昆布、海藻解毒散结、活血通络；香附、柴胡、鸡血藤疏肝解郁，调理冲任气血。因患者宫颈癌脑转移，故加入生半夏、升麻治疗脑部转移灶。

对于宫颈癌的治疗，笔者的体会是在平时的治疗中要以扶正祛邪为主，多用补益肝肾、健运脾胃、调理冲任的药物扶助正气，使患者正气渐复，以自身的抗病力量使癌毒祛除。其次，任何肿瘤的治疗都不应该局限于一方一药，特别是对于晚期恶性肿瘤多发转移的患者，必须同时兼顾各个方面，坚持中医辨证论治的特色，从扶正祛邪、整体观念、辨证治疗几个方面配合进行，从而稳定患者病情，增强患者抗病能力。

## 八、辨病与辨证一体，扶正与祛邪结合治疗卵巢癌

**例** 蔡某，女，51岁，卵巢恶性肿瘤多发转移。患者于2015年10月无明显诱因出现呕吐，遂前往中山大学附属肿瘤医院求诊，门诊查CA 125 * 250.00U/mL↑，胸腹部CT示：①胃体部肿块，考虑胃癌可能性大（间质瘤）。②左锁骨上、心缘旁、肝门区、胃左动脉旁、腹膜后、右腹股沟多发淋巴结肿大，考虑转移。③大网膜、肠系膜、盆腔腹膜、结肠系膜弥

---

※ CA 125 即糖类抗原125，一种肿瘤标志物。

漫多发结节灶，考虑种植转移。在该院进一步完善盆腔穿刺，病理诊断为卵巢恶性肿瘤，腺癌。患者于 2015 – 11 – 18 至 2016 – 02 – 06 行 TC 方案化疗 3 程（第 1 程紫杉醇＋卡铂，后 2 程为多西他赛＋卡铂）。2016 年 3 月复查 CT 示：①盆腔多发转移瘤，双侧心膈角区、胃小弯、腹膜后、双侧髂血管旁多发淋巴结转移，腹膜多发转移瘤，与前大致相仿。②右侧输尿管上段侵犯，致其上方输尿管及右肾盂、肾盏中度积水、扩张，同前。患者拒绝继续行化学治疗，来我院门诊寻求中医治疗。

**初诊** 患者精神疲倦，腹部胀痛不适，偶有咳嗽，无痰，恶寒无发热，偶有头晕头痛，胸闷胸痛，下肢轻度浮肿，纳眠差，大便多日未行，小便调。舌淡暗，苔薄白，脉弦滑。

**处方** 白花蛇舌草 20g，半枝莲 20g，薏苡仁 20g，橘核 10g，昆布 10g，燀桃仁 10g，甘草泡地龙 10g，土鳖虫 10g，川楝子 10g，小茴香 10g，醋莪术 10g，熟党参 10g，红花 5g，蜈蚣 3 条。共 14 剂，水煎 2 次，早晚服用。

**二诊** 服用 14 剂后患者腹部胀痛较前减轻，但仍时有胀痛，扪少腹部有积块触手，解下大便少许，余症变化不明显，在首诊方基础上加予橘核 10g、荔核 20g、大黄 10g、枳实 10g、厚朴 10g。

**三诊** 上方服用 7 剂之后，患者腹部胀痛感减轻，自觉隐隐作痛，但面色苍白，头晕时作，时有胸闷，下肢无浮肿，纳差，眠尚可，大便一日一行，量多，舌淡，苔薄白，脉弦。在二诊方中加入人参 10g、黄芪 30g、当归 10g，再服 7 剂。

**四诊** 患者腹部胀痛感已不明显，扪之腹部包块消失，患者精神状态、饮食睡眠各方面均正常，大便一日一行，成形，小便可，舌淡，苔薄白，脉弦，予卵巢癌调理方继续巩固治疗。

**按** 卵巢癌的发病多与气滞血瘀、寒湿凝滞有关。女子以血为主，又多情志不畅，久则气血瘀滞成积，形成实性肿瘤。本案患者为卵巢恶性肿瘤并多发转移，治疗重点在于破除瘀血，攻毒抑瘤，及时抑制癌毒继续扩散转移。同时，还应兼顾患者的年龄段进行治疗，不同年龄段的卵巢癌患者其治疗方案也各不相同，在扶正和祛邪方面各有侧重。青年时期，女子以肾为本，扶正治疗应以补肾为主；中年时期，患者多情绪暴躁，扶正应侧重于健脾疏肝；人至老年，气血渐亏，治疗应以补益气血为主。因此本例患者在用药上以莪术、红花、燀桃仁、甘草泡地龙、土鳖虫破血逐瘀，川楝子、小茴香、橘核行气疏肝散结，再加入一味党参补气。二诊时，患者症状变化不明显，此时若更改方剂则前功尽弃。而患者此时解下大便少许，腹部仍胀痛，提示攻下的力度不够，于是加入大黄、橘核、荔核、枳实、厚朴行气导滞，逐邪外出。三诊时，患者面色苍白，头晕时作，是典型的气血双亏的表现，故在二诊方的基础上加予人参、黄芪、当归补益气血。

卵巢癌与其他肿瘤一样，是一个局部属实、全身属虚的疾病，在其不断发展过程中会逐渐消耗人体正气，因此除祛邪外，扶正固本也是贯穿整个治疗方案的基本原则。卵巢癌属于中医"癥瘕"范畴，其发病原因较为复杂，历代典籍均未详细论述，但大抵有气滞、血瘀、痰凝、毒聚的物质基础，也有正气不足的内因，加之七情所伤、外感六淫等外因引触，内外因交杂合而发病。我们在临床治疗时，应根据肿瘤发生的部位进行辨病用药，然后再结合患者实际情况进行辨证用药，这样才能取得较好的临床治疗效果。

## 九、淋巴瘤治疗首辨善恶，看准时机攻补结合抑瘤

**例**　林某，男，71 岁，淋巴瘤。患者于 2016 年 12 月中旬无明显诱因出现腰痛，伴双侧腹股沟疼痛，当时无腹胀腹痛、恶心呕吐等不适，于广东省中医院行彩超检查示：双侧腹股沟区多个淋巴结肿大。后于中山大学第一附属医院住院治疗，行 PET－CT 检查示：全身多发肿大淋巴结，代谢活跃，考虑淋巴瘤可能性大。遂于该院进一步行淋巴结穿刺活检，病理结果示：病变符合血管免疫母细胞 T 细胞性淋巴瘤。明确诊断后于 2017 年 1—4 月行 CHOP 方案*化疗 5 程，过程顺利，未出现特殊不良反应，配合对症支持治疗后疼痛症状可缓解，生活可自理。2017 年 4 月 24 日于中山大学附属第一医院复查 PET－CT 示：对比 2017 年 1 月 PET－CT，全身多发淋巴结较前明显减少、缩小（60%～70%），相应部分淋巴结仍见代谢活跃，提示肿瘤残留活性；疗效评价为 PR。2017 年 5 月初患者出现腹胀，伴乏力、纳差，当地门诊对症治疗后症状缓解不明显，2017 年 6 月 2 日再次于中山大学第一附属医院行 B 超检查示：①双侧颈部、腋窝、腹股沟区、腹膜后淋巴结，

---

＊　CHOP 方案：环磷酰胺 $750mg/m^2$ iv d1＋多柔比星 $50mg/m^2$ vd d1＋长春新碱 $1.4mg/m^2$ iv d1＋泼尼松 $40mg/m^2$ po d1—d5。

符合淋巴瘤声像图。②肝大，脾大，大量腹水。行腹腔穿刺引流术后予吉西他滨单药腹腔灌注治疗、西达本胺口服靶向治疗，配合对症支持治疗后症状缓解不明显，再次行 PET－CT 检查示：①血管免疫母 T 细胞淋巴瘤多程化疗后，全身多发淋巴结代谢活跃，考虑残留；脾脏增大弥漫性代谢较活跃，腹膜腔多发条索影代谢略活跃，浸润待排。左侧胸腔积液，腹盆腔大量积液。②全身骨髓腔弥漫性代谢活跃，疑反应性改变。③左下肺大部分不张，左上肺及双下肺炎症。考虑淋巴结进展合并肺炎，予抗感染及对症支持治疗，经治疗后患者症状缓解不明显，为求进一步中西医结合治疗，今来我院门诊就诊。

**初诊**　患者诉腹部胀满不适，伴咳嗽咯痰，痰黄白，质粘难咯，时有气促，间有发热，无恶寒，时有反酸、恶心呕吐感，伴乏力，以双下肢为甚，行走不利，头稍晕，无头痛，无寒颤，无肢体抽搐，纳眠差，小便量偏少，大便质干结。舌淡暗，苔白稍腻，脉弦涩。

**处方**　山慈菇30g，夏枯草30g，浙贝母15g，猫爪草30g，牡蛎20g，白花蛇舌草30g，砂仁15g，白术20g，山药30g，甘草片10g，肉桂10g，酒苁蓉30g，锁阳30g，昆布15g，海藻15g。共 14 剂，水煎 2 次，早晚服用。

**二诊**　患者腹部胀满感减轻，咳嗽咯痰减少，仍时有低热，伴盗汗，自觉反酸、恶心欲呕，下肢乏力减轻。患者仍有低热，伴盗汗，考虑为痰浊未尽，郁而化热；续守前法，加银花15g、蒲公英15g、牡丹皮15g，每日 1 剂，水煎 2 次，早晚服用。

**三诊**　再服 20 剂后，患者诸症减轻，效不更方，继续守前方服用四个月，复查全身 PET－CT 提示双侧颈部、腋窝、腹股沟区、腹膜后淋巴结已无肿大。后患者无低热、盗汗症状，改方为六君子汤加生牡蛎、浙贝母、山慈菇、蚤休、天葵子等药物以健脾益气、化痰散结，嘱患者长期服用。后患者临床症状痊愈，随访两年未见复发。

**按**　恶性淋巴瘤是原发于淋巴结或其他淋巴组织的一种恶性肿瘤，其治疗当辨善恶。良性淋巴瘤不需要使用过多攻伐之品，平时多以化痰散结之药调理即可抑制淋巴瘤的生长。恶性淋巴瘤以肺、脾、肾亏虚为发病之本，痰、毒、瘀郁结为发病之标，痰、瘀、毒、虚交杂，脏腑功能失调，代谢产物堆积体内，发为淋巴瘤，是典型的"阳化气、阴成形"的结果。其次，淋巴瘤发病并无特定的脏器部位，起病多隐匿，不易被察觉，因此制定治疗方案时不能生搬硬套。本案患者发病后未得到及时有效的治疗，故导致淋巴瘤继而复发，按照发病速度和患者病情变化程度辨为恶性淋巴瘤，首当治瘤。但患者经过化疗后体质十分虚弱，单纯使用攻伐治疗恐患者不能耐受，遣方用药时加入少量健运脾胃的药物，不至攻伐太过。患者发热、盗汗均是体内痰浊郁积的结果，使用山慈菇、夏枯草、昆布、海藻、猫爪草化痰散结、解毒消肿，祛除发热之诱因；山药、白术、砂仁健运脾胃，恢复中焦之升降运动；酒苁蓉、锁阳二药益精血、润大肠，使邪从二便出。服用34剂之后，患者淋巴瘤的生长速度得到控制，此时癌毒的力量慢慢消退，正气渐复，故改方为六君子汤，加用健脾益气、化痰散结的药物巩固治疗。

## 十、辨病情轻重缓急，分阶段论治食管癌

**例**　张某，男，60岁，食管恶性肿瘤。患者于2019年5月初无明显诱因出现吞咽困难，伴进食时胸骨后不适感，在当地医院行胃镜检查提示食管、贲门占位。病理报告示：食道低分化鳞状细胞癌；贲门低分化鳞癌。2019年5月30日查胸部、上腹部、下腹部、盆腔CT（平扫+增强）示：①胸中段食管壁增厚，考虑食管癌。②癌变段食管旁淋巴结，可疑转移。③左侧锁骨上、双侧气管食管沟、左下气管旁、隆突下小淋巴结。④左肾囊肿，左肾结石。2019年7月24日于中山大学肿瘤防治中心排除禁忌证后行食管病灶及淋巴引流区放疗，同期予白蛋白紫杉醇$100mg/m^2$ vd d1＋奈达铂$43mg/m^2$ d1化疗，过程中出现Ⅲ度骨髓抑制及腹泻，患者遂停止同期化疗并出院。半月前患者无明显诱因出现发热，夜间明显，体温最高达38.5℃，服用日夜百服宁后体温可逐渐下降至正常，但约6小时后再次出现发热，遂就诊于当地医院，使用抗感染等对症治疗后体温未见明显下降，仍反复发热，现为求进一步治疗来我科就诊。

**初诊**　患者精神疲倦，发热，体温最高达38.5℃，服用日夜百服宁后体温可缓慢降至正常，但发热易反复，午后及夜间明显，无寒战，无四肢小关节疼痛不适，进食后胸骨后疼痛，需口服氨酚羟考酮片（每次1片，每6小时1次）止痛，伴双侧肩部及双下肢疼痛，时有头晕，无头痛，身体消瘦，全身皮肤干燥，进食噎膈，纳眠差，二便尚调。舌淡暗，苔白，脉弦细。

**处方**　太子参10g，白术10g，茯苓20g，砂仁10g，蒲公英20g，莲

子 15g，炒白扁豆 20g，盐补骨脂 10g，盐巴戟天 10g，白花蛇舌草 20g，海螵蛸 20g，姜厚朴 10g，醋延胡索 10g，炙甘草 10g，麦芽 20g，炒鸡内金 10g。共 5 剂，日 1 剂，水煎 2 次，早晚服用。

**二诊** 患者精神状态好转，但仍发热，自拟癌烧方加减治疗。

**处方** 附子 15g（先煎），干姜 15g，肉桂 15g，良姜 10g，荜菝 10g，桂枝 15g，陈皮 10g，黄芪 15g，白术 10g，肉苁蓉 15g，黑芝麻 15g，熟地 30g，党参 15g，山药 15g，板蓝根 15g，大青叶 15g。共 14 剂，日 1 剂，水煎 2 次，早晚服用。

**三诊** 患者无明显发热，胸骨后疼痛稍减轻，仍纳差，不欲饮食，进食欲呕，再次更改处方治疗。

**处方** 熟地 30g，山萸肉 20g，茯苓 15g，丹皮 10g，山药 15g，陈皮 10g，半夏 10g，附子 15g，肉桂 10g，干姜 10g，竹茹 15g，代赭石 20g，黄连 2g，吴茱萸 10g，生姜 5 片，大枣 5 个，黄药子 30g，海藻 15g，牡蛎 15g。共 20 剂，日 1 剂，水煎 2 次，早晚服用。

**四诊** 服用前方 20 剂后，患者食欲明显改善，食量增加，可进食稀粥及烂面，进食偶有噎膈，予食管癌调理方继续巩固治疗。

**处方** 黄药子 30g，海藻 15g，牡蛎 15g，续断 15g，沙苑子 15g，蜈蚣 3 条，砂仁 6g，枇杷叶 15g，钩藤 15g，远志 15g，熟地 20g，党参 20g，鸡内金 6g，水蛭 5g。共 14 剂，日 1 剂，水煎 2 次，早晚服用。

**按** 此例患者为晚期食管恶性肿瘤，看似棘手，但仔细审证辨证论治、随证治之，也可以取得较好的疗效。患者初诊时发热多日，此为燥热熏蒸，阴津耗竭，阳气将殆，本当滋阴清热、润燥降逆，但考虑患者多日未进饮食，清热之品多寒凉败胃，故先以 5 剂方药健运脾胃、调整阴阳，待患者病情稍稳定后继续下一步治疗。二诊时，患者精神状态好转，但仍有发热，此乃情理之中，前 5 剂中药中并无清热之品，患者自然仍有发热，此时予癌烧方对症治疗。癌烧方并非笔者独创，该方来源于孙秉严先生。癌性发热，病因多寒热错杂，用药上也应寒温并用。将患者体温控制下来后，接下来要解决的就是患者的进食问题了。食管癌患者大多进食困难，只能进食流质食物，长期下来多见营养不足，形体消瘦，脾胃运化功能降低。只有先恢复患者的饮食，恢复中气，才能进行下一步的治疗，因此此时使用能促进患者消化的方药，同时嘱患者缓慢进食流质食物，促进脾胃功能尽快恢复。待患者脾胃功能恢复之后，接下来的治疗重点就是食管癌了。

　　食管以通降为顺，失于通降则噎膈不适，宜空不宜实。食管癌的病因多为七情郁结、脾胃受损、气滞血瘀、痰湿不化，导致邪留食管（或气，或寒，或热），食管失于柔润则干涩，进食不顺，日渐狭窄，久之痰瘀互结，相互衍生为癌。其病机为气结津亏，痰瘀互结；病性多燥、多热。食管癌的中医常规治疗为分期论证，即根据疾病的早、中、晚期治疗。早期食管癌表现为痰气交阻于食道，进食不顺，情志不舒时更加明显。随着病情进一步发展，瘀血内结，痰、气、瘀交杂，可见食管阻塞，上下不通，饮食难进，或食入复吐，胸膈疼痛，痛有定处。进展期食管癌痰凝、血瘀、气滞，郁而化火伤津，则见热结津亏之证，表现为发热（多为低热），水饮可下，食物难入，吞咽时梗阻疼痛不已。晚期食管癌患者阴津日益枯竭，胃腑失养，阴损及阳，见中阳衰微之证，此时极其难治，首当补充阴津，调补阴阳，再行施治。

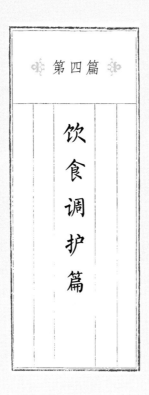

第四篇

饮食调护篇

　　癌症的发生，除了部分与家族遗传因素相关外，大部分的癌症与不良生活方式和饮食习惯相关，如我们熟知的饮食习惯、吸烟、酗酒、嗜酒及新鲜水果、蔬菜摄入减少等。虽然西医不明确提倡忌口，但也强调良好的生活方式和饮食习惯对疾病发生发展的影响，这也与中医养生、治未病思想观点不谋而合。同时，相比于其他疾病的患者，肿瘤患者似乎更加关心如何正确饮食。这是因为，正确合理的饮食调养和生活习惯能增强人体的正气，防止疾病的发生发展，促进病后恢复，人体的正气充足才能做到"正气存内，邪不可干"。肿瘤患者的饮食疗法也尤为重要，肿瘤的发生本就是机体阳气损耗的结果，即所谓"阴成形，阳化气"。而现代医学对肿瘤的治疗以手术、化疗、放疗为主，这些治疗手段虽然在一定程度上可以减少肿瘤对人体的损害，但杀敌一千，自损八百，这些治疗手段对人体自身的损害也是极大的，所以更需要顾护胃气，做到"五谷为养，五果为助，五畜为益，五菜为充"，五脏调和，相互为养。

　　那么如何进行饮食和生活方式调护呢？笔者认为要合理忌口、科学进补、食药并重。首先，针对以上提及的常见致癌生活方式及饮食习惯，要进行改正。例如，不吃发霉的粮食及其制品，如花生、玉米、大豆或其他豆类，防止黄曲霉毒素等强烈致癌物质的摄入；不吃或少吃熏制或腌制食品，包括熏肉、咸肉、腊肉、火腿、咸鱼、烧烤类牛羊肉、腌酸菜、腌咸菜等，这些食物中含有大量亚硝酸盐、亚硝胺，可能增加罹患胃癌、食管癌的风险；不吸烟、不酗酒，香烟中含有尼古丁、焦油是导致肺癌、胰腺癌及宫颈癌的重要致癌物质，浓度高的烈性酒（乙醇）会直接刺激口腔、食管和胃壁、肠壁黏膜的上皮细胞，诱发其癌变；夏季长时间曝光在太阳下，强光下的紫外线可导致皮肤癌，降低人体免疫力；保持体重在合理的水平，不过度肥胖或者消瘦。对于致癌药物，使用时应该要谨慎，如激素类药物（雌激素、孕激素）、避孕药等，防止诱发子宫内膜癌；炒菜或油炸食品时，油温不宜太高、太烫，尽可能减少油烟对人体的损害，在厨房安装抽油烟机；保持房间通风，经常呼吸新鲜空气等。2007年中国居民膳食指南建议平均每天每人应摄入粗粮50克以上，谷类食物250～400克，蔬菜300～500克，水果200～400克，鱼虾类50～100克，禽、兽肉类50～75克，蛋类25～50克，奶类300克，豆制品30～50克，烹调油30～50克，盐少于6克，糖少于50克。饮食致病是一个长期的过程，短期的营养摄入不均对人体的影响尚不足以致命。长期的营养不足、不均才是导致疾病产生的源头。

除了预防以上的高危致癌因素，已经罹患肿瘤的患者更应该注重调整不良生活习惯和饮食方式。就饮食调护这一方面，其主要原则是：①摄取足够的热量；②保持营养均衡；③癌症患者的饮食应该个体化，结合患者本身的情况调整饮食习惯；④单一饮食不能有效抗癌，多样化膳食能降低癌症风险。肿瘤患者往往会出现能量代谢异常、脂肪代谢异常、蛋白质代谢异常的情况，从而出现营养不良的表现。对于这一类患者，除了给予辅助性的营养治疗以外，最重要的是患者摄入的总热量要够。有一些医生建议肿瘤患者全素食饮食，笔者是不提倡的，期望通过减少营养摄入来"饿"死肿瘤细胞尚无确切的科学依据，反而会因为能量摄入不足从而降低了人体抗癌能力与自我修复能力。其次，保持各种营养均衡。人有五脏六腑，五谷五味入五脏六腑，还能充养十二经脉，五味偏嗜不仅不能达到补益的作用，反而会直接导致脏腑亏损，正所谓"过而不及"，蛋白质、脂肪、碳水化合物均按照一定比例调和，并注意补充维生素、无机盐、纤维素等。肿瘤患者个体具有特殊性，与健康人群相比，癌症患者抗病能力低，平素易于发烧感冒、腹痛腹泻等，因此其在饮食方面必定谨慎，最好可以在正规的食疗医生指导下建立一个自己的食谱，切忌饮食单一。在制作食谱时，尽可能做到清淡饮食和高营养、高质量饮食相结合；易于消化饮食和富含维生素食物相结合；注意食物的性味功用，随证搭配。

肿瘤患者更应注意四季饮食养生，提倡患者吃当令食品。春天气温回升，阳气发散，宜祛身体里的阴寒以助阳。荤菜以瘦肉、禽、蛋、牛肉为主，蔬菜以绿叶菜、芥菜、马兰、莴笋、春笋、山药为主，瓜果以香蕉、苹果、大枣为主。夏季气温高，阳气冲盛，重在祛暑醒脾开胃。荤菜以鸡肉、禽、蛋、鳝鱼、甲鱼为主，蔬菜以绿豆、扁豆、百合、冬瓜、荷叶为主，瓜果以西瓜、番茄、黄瓜、莲子、菱角、椰子、菠萝为主。秋季天气转凉，大气干燥，收敛下降，宜养阴多食酸。荤菜以猪肉、螃蟹、鸭、鹌鹑为主，蔬菜以胡萝卜、冬瓜、藕、银耳、南瓜、黄豆为主，瓜果以梨子、柿子、橘子、芦柑、甘蔗、石榴为主。冬季气温转寒，潜阳闭藏，重滋补固守元阳。荤菜以牛肉、鱼、甲鱼、海参为主，蔬菜以大白菜、土豆、红薯、山慈菇为主，瓜果以核桃、栗子、芝麻、芦柑、橘子为主。

除此之外，不同食物有性（寒、热、温、凉）、味（酸、苦、甘、辛、咸）之分，要根据患者病情的寒热虚实选择食品。在此，笔者总结出了临床常见肿瘤食疗方供读者参考。

## 一、肺癌药膳方

**1．八宝人参汤**

**【组成】** 人参10g，菠萝、苹果、鲜桃、蜜柑、梨、莲子各15g，青丝、红丝、冬瓜条（去皮）各5g。

**【制作方法】** 将人参放入碗内，加入水和冰糖，在蒸笼上蒸4小时。将莲子放入盆内，加水、冰糖，放入蒸笼中蒸烂后取出。将苹果、梨去皮切开，去核。青丝、红丝、冬瓜条用水稍微泡一下，备用。鲜桃去核、剥皮，蜜柑去核。将人参、菠萝、苹果、梨、桃、蜜柑、莲子切成小片。锅内放入开水，将蒸人参的原汁倒入锅内，再将切好的人参、苹果、莲子等各种小片放入锅内。

**【功效】** 清热除烦，生津止渴，补脾益胃。

**【适应人群】** 肺癌之低热、口干口渴、免疫力低下者。

**2．芦荟烩薏苡仁**

**【组成】** 芦荟200g，薏苡仁100g，火腿肉30g。

**【制作方法】** 将芦荟清洗干净，放入沸水中焯一下；薏苡仁用清水洗去浮尘，用水浸泡半天后放入高压锅内蒸熟；火腿肉用温水清洗干净后切成细丁或细末。将芦荟段、薏苡仁、火腿丁放入锅中，煸炒之后加少量水或高汤，中火烧几分钟至熟，放少许食盐调味，盛入盘中，佐餐常食。

**【功效】** 增强食欲，清热排脓。

**【适应人群】** 肺癌、膀胱癌、皮肤癌患者。

**3．甘草雪梨煲猪肺**

**【组成】** 甘草10g，雪梨2个，猪肺约250g。

**【制作方法】** 猪肺洗净后挤出泡沫，与甘草、梨块一同放入砂锅内，加入冰糖、清水少许，小火慢熬3小时后服用。

**【功效】** 润肺除痰。

**【适应人群】** 肺癌咳嗽不止者的患者及体虚、免疫力低下的患者。

## 二、食管癌药膳方

### 1. 香菇五鲜汤

【组成】香菇 100g，黑木耳 50g，松茸 50g，山药 50g，山楂 50g。

【制作方法】将上述五种食物清洗干净后切片，然后放入骨肉汤中煮沸，趁热服用。

【功效】健身抗癌，消瘤止痛。

【适应人群】消化系统肿瘤患者及体虚和免疫力低下的患者。

### 2. 山楂汆鲜贝

【组成】鲜贝肉 150g，鲜山楂 150g，香菇 5g。

【制作方法】鲜山楂洗净去核，切成小块；鲜贝肉洗干净，沸水煮两分钟，捞起备用；香菇切成细丁，将上述三种食物放入骨肉汤中烧沸，趁热服用。

【功效】活血散瘀，开胃消食。

【适应人群】食管癌之饮食难进、胃纳差者。

### 3. 病后补虚汤

【组成】党参、白术、山药、枸杞子、薏苡仁、芡实各 10g，猪瘦肉 100g。

【制作方法】将猪瘦肉刮洗干净，切成小块，与其余六味药一起放进砂锅，加清水，小火炖至酥烂，分 1～2 次热服，每周可服用 2～3 剂。

【功效】补虚抗癌，防止癌扩散和转移。

【适应人群】食管癌及体虚患者。

## 三、胃癌药膳方

### 1. 扁豆羊肚汤

【组成】白扁豆 20g，鲜羊肚 500g，生姜、橘皮适量。

【制作方法】鲜羊肚用清水洗净去腥，切成长方块，与生姜、橘皮、白扁豆一起放入锅内，大火煮沸后除去浮沫，加上锅盖，再改为小火炖至羊肚块熟，分 4 次佐餐食用。寒冷地区和冬季食用效果较好。

【功效】健脾温中，开胃化食，除湿止痛。

【适应人群】胃癌之脾虚呕吐、体虚食少、腹冷胃痛者。

2. 参薏粥

【组成】北沙参9g，莱菔子6g，旋覆花（包煎）6g，生薏苡仁20g。

【制作方法】将沙参、莱菔子、旋覆花煎汁去渣，倒入生薏苡仁中加热煮烂，在搅拌机中打成匀浆，煮沸服用。

【功效】化痰开郁，降逆止呕。

【适应人群】消化道肿瘤患者，如胃癌出现胃中虚寒或肾不归元见虚寒呕吐、呃逆等症者。

3. 三味补药鸡

【组成】黄精、党参、怀山药各50g，鸡肉500g。

【制作方法】将三味中药与鸡肉放入蒸钵内与精盐、姜末混合均匀，腌制10分钟后放入蒸笼蒸至熟烂，撒上葱花趁热佐餐食用。

【功效】健脾和胃。

【适应人群】胃癌之脾胃气虚（见全身乏力、食欲缺乏）或脾虚食少者。

## 四、大肠癌药膳方

1. 豆芽素菜

【组成】新鲜豆芽250g，葱、姜、蒜少许。

【制作方法】黄豆芽清洗干净，在砂锅中加入清油热锅，放入葱、姜、蒜煸炒出香味，再放黄豆芽煸炒两三分钟至豆芽熟透即可食用。

【功效】补充维生素及膳食纤维，促进胃肠蠕动，协助通便。

【适应人群】健康人及大肠癌之便秘、体虚者。

2. 槐花熘肉片

【组成】槐花200g，猪肉150g，黄瓜50g，水发黑木耳50g，葱、姜、蒜、黄酒少许。

【制作方法】槐花洗净后放入沸水中焯一下，沥干备用；猪肉洗净后切成薄片加入酱油拌匀；黄瓜、黑木耳切成片状。炒锅预热后，加入葱、姜、蒜爆香，然后下肉片炒至变色，再下槐花、黄瓜片、黑木耳片翻炒，加入清水（鲜汤尤佳）、黄酒，焖至肉熟，湿淀粉勾芡后，淋上芝麻油即可出锅装盘，热食或佐餐常食。

【功效】凉血、宽肠、益气。

【适应人群】健康人和癌症体虚、便血患者。

3．槐花山药炖大肠

【组成】槐花100g，山药300g，猪大肠500g，生姜、花椒少许。

【制作方法】猪大肠清洗干净后切成细方条状；山药刮洗干净，切成3cm见方小块；槐花洗干净沥干；生姜切片。将猪大肠、山药块、生姜和花椒一起放入锅内，注入清水约1000mL，小火炖至猪大肠软烂，再放入槐花煮沸10分钟，加入食盐、葱花调味即可，热食或佐餐食用。

【功效】补脾养胃，宽肠止血。

【适应人群】健康人和大肠癌患者。

## 五、肝癌药膳方

1．四物汤蒸鸡肝

【组成】熟地黄15g，当归10g，川芎12g，白芍10g，鸡肝1个。

【制作方法】四味中药用清水洗去浮尘，烘干后研为细末；鸡肝清洗干净后切成薄片用料酒去腥；然后将鸡肝和中药末混合均匀，放入蒸笼或蒸锅中蒸至熟透，趁热食用。

【功效】补血。

【适应人群】肝癌之贫血，白细胞、血小板减少者及免疫力功能低下者。

2．香菇薏苡仁十味粥

【组成】鲜香菇250g，薏苡仁20g，玉米、小米、糯米、小麦、荞麦、黑豆、赤小豆、绿豆各15g。

【制作方法】鲜香菇去蒂并清洗干净，其余九味淘洗干净后一起放入砂锅内，加入清水或骨头汤，小火慢熬至谷豆熟烂、粥稠，加入食盐或糖调味，即可使用。

【功效】健身强体，消除水肿。

【适应人群】肝癌体虚或水肿患者。

## 六、乳腺癌药膳方

1．灵芝黄芪肉汤

【组成】灵芝、黄芪各15g，黄精15g，鸡血藤15g，猪瘦肉100g。

【制作方法】将上述诸品共煮汤，以盐、味精调味，每日服1次。

【功效】益气健脾，养血活血，提高免疫力。

【适应人群】乳腺癌术后、放化疗后体虚的患者。

2. 鲜菱薏苡仁粥

【组成】鲜菱角肉200g，薏苡仁15g，粳米100g。

【制作方法】将鲜菱角肉、薏苡仁、粳米分别淘洗干净，放入砂锅内，注入清水或骨头汤，小火慢熬至粥稠，用精盐或糖调味后即可服用。

【功效】健脾渗湿；薏苡仁中含有薏苡仁油和薏苡酯等抗癌活性物质，可防癌抗癌。

【适应人群】健康人及癌症伴有轻度水肿、胸腹腔内有积液的患者。

3. 金银花蒲公英粥

【组成】金银花50g，蒲公英幼苗150g，粳米100g，清油20mL。

【制作方法】粳米淘洗干净，放入锅内注入清水或骨头汤，小火慢熬成稠粥；蒲公英幼苗清洗干净后用沸水焯一下，捞出切碎，放入炒锅内翻炒至七成熟后与金银花一起放入稠粥内，稍煮片刻即可趁热食用。

【功效】清热解毒，消痈散结。

【适应人群】染性疾病和乳腺癌伴有感染的患者。

## 七、宫颈癌药膳方

1. 章鱼白茜汤

【组成】章鱼肉200g，白毛藤50g，茜草25g，生姜20g。

【制作方法】白毛藤、茜草、生姜（拍碎）后用纱布包好；将章鱼肉清洗干净后切成片。上述食材一起放入石锅内，注入清水煮沸约30分钟，将纱布药包取出，加入精盐调味，趁热食肉喝汤，每天1剂，分两次服用。

【功效】养血益气。

【适应人群】宫颈癌患者。

2. 白扁豆沙参猪蹄汤

【组成】白扁豆50g，沙参20g，猪蹄1只（约500g）。

【制作方法】白扁豆、沙参用清水洗去浮尘；猪蹄切成两半；将上述食材一起放入砂锅内，注入清水，以没过猪蹄（约1500mL）为度，大火烧沸后撇去浮沫，加锅盖改小火慢炖至骨酥肉烂，加精盐调味后即可食用。

【功效】补充营养，提高免疫力。

【适应人群】宫颈癌之身体虚弱者。

3．海螵蛸乌鸡葱白汤

【组成】海螵蛸30g，乌骨鸡250g，葱白30g。

【制作方法】乌骨鸡洗净后切成小方块，海螵蛸淘洗干净后和乌骨鸡一起放入锅中，加适量水煮至鸡肉熟烂，以少量精盐调味，再放入葱白煮15分钟即可，饮汤或佐餐食用。

【功效】除湿敛疮，补虚滋肾。

【适应人群】宫颈癌、子宫体癌之带下腥臭、腰酸羸弱者。

## 八、膀胱癌药膳方

1．桑葚枸杞薏苡仁烧鸭

【组成】桑葚50g，枸杞20g，薏苡仁30g，麻鸭肉500g。

【制作方法】将麻鸭肉清洗干净切成小块，薏苡仁用清水淘洗干净后，加水浸泡发胀约2小时，沥干备用；桑葚、枸杞清洗干净。将麻鸭肉放入锅内翻炒出香味后，再将枸杞、薏苡仁放入锅内，注入适量清水或鲜汤，炖45分钟后再放入桑葚，翻拌均匀后加盖焖烧15分钟即可，饮汤或佐餐食用。

【功效】补血滋阴，生津润燥，健脾渗湿。

【适应人群】膀胱癌之身体虚弱、口干舌燥、阴液亏虚者。

2．赤小豆炖鹌鹑

【组成】赤小豆100g，鹌鹑1只，生姜20g。

【制作方法】将鹌鹑宰杀后去除内脏并清洗干净，生姜拍碎。将鹌鹑、赤小豆、生姜一起放入砂锅内，大火烧沸后撇去浮沫，改小火慢炖至骨酥肉烂，加入精盐调味即可，热食或佐餐食用。

【功效】滋补，利水消肿。

【适应人群】膀胱癌之体虚、轻度水肿或营养不良者。

3．参芪桑葚什锦

【组成】西洋参5g，水发海带30g，黄芪片50g（包煎），桑葚20g，黑木耳10g，香菇1朵，牛肝菌20g，熟猪肚50g，笋片50g。

【制作方法】水发海带清洗干净后切小块；黑木耳、香菇切成细丝；牛肝菌、西洋参切成薄片；熟猪肚切长条；黄芪片用纱布包好。炒锅预热后将上述食材放入锅中，注入清水或鲜汤，焖烧半小时，取出黄芪布包，用精盐调味后即可食用。

【功效】增强机体免疫力。

【适应人群】膀胱癌及身体虚弱患者。

## 九、前列腺癌药膳方

1. 薤白鳅鱼汤

【组成】薤白100g，鳅鱼（泥鳅）300g，生姜50g，花椒20粒。

【制作方法】将薤白淘洗干净；泥鳅宰杀后去除腮和内脏，冲洗干净后沥干；生姜切成薄片。先将生姜、花椒放入锅中爆香，然后加入薤白翻炒几下，注入清水或鲜汤，大火烧沸后放入泥鳅，小火恒沸30分钟，加入精盐调味，趁热食用。

【功效】温中解毒，散结气。

【适应人群】前列腺癌患者及体虚伴小便不爽或伴有轻度水肿者。

2. 车前草苦瓜肉丝

【组成】嫩车前草50g，苦瓜100g，猪瘦肉50g，大蒜50g，花椒10克。

【制作方法】将从野外采摘的嫩车前草去除根须和脚叶，洗干净后在沸水中焯一下，沥干备用。苦瓜去蒂和瓜瓢，洗干净后切成薄片，在沸水中焯去涩味。猪瘦肉切成长条，抹上湿淀粉后放入油锅中炸熟备用。最后将炸熟的猪瘦肉、嫩车前草、苦瓜片混合在一起，放入精盐调味，淋上芝麻油后即可食用，空腹或餐前服用效果较好。

【功效】利尿清热，滋阴。

【适应人群】前列腺癌患者及伴有小便不畅者。

3. 马齿苋藕汁饮

【组成】鲜马齿苋200g，鲜藕200g，生姜泥10g，蒜泥10g。

【制作方法】将鲜马齿苋、鲜藕冲洗干净后切碎，分别放在榨汁机中取汁30～60mL，再以红糖或蔗糖调味，每次饮30mL，或以热米汤送服，每日服用2次。

【功效】抗菌消炎，利湿止血。

【适应人群】前列腺癌之痢疾、膀胱炎、尿道炎、小便尿血、便血者。

## 十、脑瘤药膳方

### 1．当归生姜炖羊肉

【组成】当归30g，生姜15g，羊肉250g。

【制作方法】羊肉洗净切成方条，与当归、生姜一起放入锅内，注入适量清水，大火烧沸后撇去浮沫，改小火慢炖至羊肉熟烂，加入精盐调味即可。

【功效】气血双补。

【适应人群】血虚头痛、虚寒腰痛、面色苍白、血枯经闭、产后腹痛等及体虚、免疫力低下者。

### 2．天麻枸杞炖羊脑

【组成】天麻30g，枸杞30g，羊脑1个，生姜30g。

【制作方法】天麻洗去浮尘用温水发胀后切成薄片，与枸杞、羊脑、生姜一起放入砂锅中，注入适量清水，大火烧沸后撇去浮沫，改小火慢炖至熟烂，加入精盐调味，分次热服。

【功效】补脑安神，益肝肾。

【适应人群】脑瘤之气血亏虚、头痛眩晕、腰膝酸软疼痛的患者。

### 3．川芎白芷炖鱼头

【组成】川芎3～6g，白芷6～9g，鲢鱼头1个（约500g），生姜50g。

【制作方法】将鲢鱼头去腮，洗净血水，料酒去腥；生姜洗净后拍碎；白芷和川芎用纱布包好将上述食材放入砂锅中，注入适量清水，大火烧沸后撇去浮沫，改小火慢炖至鱼头熟透，调味即食。

【功效】补脑益智，缓解脑瘤之头痛、头风。

【适应人群】脑瘤之头痛困重者，以及四指拘挛伴有痹痛患者。除了常规的肿瘤食疗以外（适合病情稳定的肿瘤患者，可长期服用），肿瘤患者手术、放疗、化疗前后的饮食也需要引起我们的重视。

## 十一、外科手术前后患者饮食宜忌

外科手术前的患者应保持低盐低脂清淡饮食、优质蛋白饮食。特别是胃肠道功能障碍以及机体代谢异常的胃肠道恶性肿瘤患者。这一类型的患者大多数在术前就已存在不同程度的营养不良和免疫功能障碍，而手术的创伤又会进一步加重其营养不良的状况，增加并发症发生的风险，影响术后愈合速度。因此，术前为患者提供充分的营养支持具有重要意义。肿瘤患者外科手术前的饮食调养要点如下：

（1）足量蛋白质为刚需。肿瘤患者术前的蛋白质摄入应为80～100g/天，其中优质蛋白应占50%以上。

（2）根据患者个体差异提供饮食建议。消化功能正常的患者，宜普通饮食，保持一日三餐，食物中鱼肉蛋类及青菜水果相互搭配，烹饪方法可采取炖、煮、煨、蒸、炒等易于消化的方法。对于身体虚弱、高热、严重消化道疾病的患者，给予易消化、好咀嚼、含纤维少，且含营养较高的半流质饮食，可以少食多餐，含营养较高的半流质饮食。对于高热、大手术后和病情危重的患者，宜流质饮食，每2～3小时进食1次，每日6～7次，每次200～300mL，每日总量2000mL左右。

（3）根据患者体质进行饮食调养。比较消瘦的患者术前应给予高热量、高蛋白质、高维生素膳食；较肥胖的患者应给予高蛋白、低脂肪的膳食。过度肥胖的患者术前应该限制食盐摄入，或者直接限制饮食的供给量。

（4）对于不同手术部位的肿瘤患者也可以有针对性地安排膳食，如胃肠道肿瘤患者术前为了清理肠道，应该给予少渣饮食或半流质饮食，术前12小时应禁食；肝、胆、胰肿瘤的患者给予低脂膳食。

对于肿瘤患者术后的饮食，要结合中医扶正治疗。恶性肿瘤患者术后大多气血亏虚，可能会促进肿瘤复发、转移或持续进展，因此除提供饮食调养之外，一定要进行中医的扶正治疗，固本培元，提高以及巩固患者的免疫功能，充分调动免疫功能对抗肿瘤，灭杀术后残余癌细胞。肿瘤术后饮食以流质食物为主，含食物残渣极少，例如米汤、豆浆、鸡蛋汤或蛋羹、水果汁、菜汁等，在进行搭配时，可以加入中药焦三仙、沙棘等开胃消食之品，采取少食多餐的方式进食，满足补充营养和热量的需要。

除此之外，患者手术部位不同，饮食亦有不同。头颈部肿瘤术后多服用补肾养脑、宁神益智之品，如酸枣仁、桑葚、香菇、甲鱼等；颈部肿瘤术后多食用化痰利咽、软坚散结之品，如荔枝、海带、枇杷果、橘子等；胸部肿瘤术后多服用补气养血、宽胸利膈之品，如苹果、大枣、冬瓜、薏米粥、淮山药粉、山慈菇、胡萝卜等；腹部肿瘤术后，多食用养血柔肝、调理脾胃之品，如柠檬、香蕉、佛手、大枣、山楂、蜂蜜、山药扁豆粥等；泌尿系统手术后，多服用补肾滋阴、同理膀胱之品，如黑芝麻、冬瓜、绿豆、马齿苋等；妇科手术后多食用养血调经、滋补肝肾之品，如枸杞、当归、紫河车、桂圆、黑芝麻等；四肢手术后多食用强筋健骨、舒经活络之品，如丝瓜络、补骨脂、骨头汤等。

## 十二、放化疗期间患者饮食宜忌

放化疗期间肿瘤患者的饮食也是需要临床医生关注的一个关键点。药物在杀伤肿瘤细胞时，难免对正常细胞产生一定的影响，产生相应的毒副作用，比如免疫功能下降、白细胞减少、消化道黏膜溃疡、脱发等。此时，患者应补充足够蛋白质食品，如奶类、瘦肉、鱼、动物肝脏、红枣、红豆等；如患者出现食欲不振、消化不良，也可以增加健脾开胃的食品，如山楂、白扁豆、陈皮、萝卜等。化疗期间患者出现食欲不振，可以更换食谱，改变食物的烹调方法，比如经常吃米饭的人可以换吃面条、馒头，经常吃猪肉的人可以更换吃鱼、虾、蟹、鸡等。改变食物的烹调方法，使食物具有不同的色香味，也可以增加患者的食欲，但是无论哪一种食物，都要将食物煮至熟烂，方便患者对食物的消化吸收。除此之外，我们也可以选择食用一些药膳以开胃健脾，增强患者食欲，如山楂肉丁、黄芪山药羹等。化疗期间患者还需要多吃维生素含量高的新鲜蔬菜及水果，保证营养均衡。

# 参 考 文 献

［1］ Torre L A，Bray F，Siegel R L，et al. Global cancer statistics，2012 ［J］. CA Cancer J Clin，2015，65（2）：87 - 108.

［2］ 孙燕. 临床肿瘤学 ［M］. 武汉：华中科技大学出版社，2008.

［3］ 万德森. 临床肿瘤学 ［M］. 北京：科学出版社，2010.

［4］ 李佩文. 中西医临床肿瘤学 ［M］. 北京：中国中医药出版社，1996.

［5］ 王树堂. "带瘤生存"为癌症治疗带来新观念——周岱翰教授诠释中医肿瘤学 ［J］. 新中医，2009，41（07）：107 - 108.

［6］ 许慎. 说文解字 ［M］. 北京：中国书店出版社，2011.

［7］ 佚名. 黄帝内经 ［M］. 沈阳：万卷出版公司，2008.

［8］ 池志恒. 中医对恶性肿瘤病因病机认识的历史演进 ［D］. 南京中医药大学，2018.

［9］ 东轩居士. 卫济宝书 ［M］. 北京：人民卫生出版社，1989.

［10］ 杨士瀛. 仁斋直指方论 ［M］. 福州：福建科学技术出版社，1989.

［11］ 曾益新. 肿瘤学 ［M］. 北京：人民卫生出版社，2012.

［12］ 孙武. 孙子兵法 ［M］. 上海：上海人民美术出版社，2009.

［13］ 张君房. 云笈七签 ［M］. 山东：齐鲁书社出版社，1988.

［14］ 徐文兵，梁冬. 黄帝内经 金匮真言 ［M］. 南昌：江西科学技术出版社，2014.

［15］ 孙秉严. 癌症的治疗与预防 ［M］. 北京：春秋出版社，1988.

［16］ 孙秉严. 孙秉严治疗肿瘤临床经验 ［M］. 北京：科学出版社，1992.

［17］ 陈高峰. "三印辨证"在肿瘤治疗中的临床应用 ［J］. 新中医，2012，44（10）：79 - 80.

［18］ 徐大椿. 神农本草经百种录 ［M］. 北京：学苑出版社，2011.

［19］ 俞云. 切脉针灸治癌 ［M］. 合肥：安徽科学技术出版社，1994.

［20］ 夏玉卿. 电热针临床应用指南 ［M］. 北京：中国中医药出版社，2009.

［21］ 皇甫谧. 针灸甲乙经 ［M］. 北京：人民卫生出版社，2006.

［22］ 王凡. 针灸治疗恶性肿瘤化疗后白细胞减少症的临床疗效观察 ［J］. 世界最

新医学信息文摘，2017，17（47）：142-148.

[23] 付亚红，迟春艳，张春艳. 针灸治疗恶性肿瘤化疗后白细胞减少症的临床疗效观察［J］. 中国医药指南，2014，12（12）：269.

[24] 胡高武，王建东，赵春英. 针刺治疗对乳癌化疗后首次 WBC 减少症的影响［J］. 北京中医药，2016，35（08）：777-779.

[25] 王玉洁，朱中书，杨文笑. 针刺大椎、膈俞治疗白细胞减少症 39 例［J］. 中国针灸，2016，36（01）：6.

[26] 王刚，李彩霞，王红. 针刺治疗化疗后白细胞减少症 41 例［J］. 陕西中医，2010，31（11）：1514-1515.

[27] 梁小宁. 升板汤联合针灸治疗化疗后骨髓抑制的临床观察［D］. 广西中医药大学，2016.

[28] 徐琳. 针灸配合中药治疗白细胞减少症 46 例［J］. 针灸临床杂志，2003（06）：19-20.

[29] 陈瑾. 针药结合治疗肺癌化疗后肺脾两虚证白细胞减少症的临床研究［D］. 云南中医学院，2018.

[30] 杨嘉恩. 温针灸治疗化疗后白细胞减少症的临床观察［D］. 湖北中医药大学，2013.

[31] 杨泽琪. 针刺合并隔姜灸治疗气血两虚型化疗后白细胞减少症［D］. 广州中医药大学，2011.

[32] 沈群，陆菁. 针刺加艾灸治疗放化疗后白细胞减少临床观察［J］. 上海针灸杂志，2017，36（04）：419-422.

[33] 刘颖. 针刺加艾灸治疗恶性肿瘤患者放化疗后白细胞减少的效果［J］. 临床医药文献电子杂志，2018，5（84）：19-20.

[34] 王佳丽. 针灸对环磷酰胺化疗小鼠血清中 FL 与 MIP-1α 含量影响的研究［D］. 河南中医药大学，2016.

[35] 凌兰兴，吴桂甫，杨小叶. 针刺对阿霉素所致大鼠骨髓抑制的保护作用［J］. 中国医药指南，2013，11（12）：467-468.

[36] 滕迎春. 针灸对健康小鼠环磷酰胺所致骨髓抑制 Notch 信号通路影响的研究［D］. 湖北中医药大学，2015.

[37] 侯玉铎. 足三里、三阴交、大椎配伍治疗对肿瘤化疗后升白效果及造血保护机制研究［J］. 中国中医基础医学杂志，2015，21（05）：578-580.

[38] 朱冬兰，吕海燕，吕颖燕. 补益气血针刺法治疗乳腺癌化疗后白细胞减少临床观察［J］. 上海针灸杂志，2016，35（08）：964-966.

［39］吴建军，戚玲娟．针灸足三里治疗乳腺癌放化疗后白细胞减少21例［J］．浙江中医杂志，2008（01）：46．

［40］隋胜莲，刘秀珍．针灸治疗白细胞减少症84例［J］．中国民间疗法，2004（02）：16－17．

［41］韩予飞，龚正，黄利青．针刺治疗化疗后白细胞减少辅助作用观察［J］．中国针灸，2010，30（10）：802－805．

［42］周锋，黄君英，薛俐．针药合用对化疗后白细胞减少症疗效观察［J］．实用预防医学，2010，17（06）：1168－1170．

［43］程丹，邵志林，陈炎生．子午流注针法联合中药治疗干扰素致白细胞减少症临床观察［J］．上海针灸杂志，2012，31（06）：378－379．

［44］张仲景．伤寒论［M］．北京：新世界出版社，2007．

［45］黄元御．四圣心源［M］．北京：人民军医出版社，2010．

［46］陈喜生．学习中医很简单［M］．北京：人民军医出版社，2016．

［47］王凤仪．王凤仪嘉言录［M］．北京：中国华侨出版社，2010．

［48］王凤仪．王凤仪讲人生［M］．北京：中国华侨出版社，2009．

［49］王凤仪．王凤仪性理讲病录［M］．北京：中国华侨出版社，2011．

［50］王凤仪．王凤仪言行录［M］．北京：中国华侨出版社，2010．

［51］王琦．中医体质学［M］．北京：人民卫生出版社，2009．

［52］王琦，朱燕波．中国一般人群中医体质流行病学调查——基于全国9省市21948例流行病学调查数据［J］．中华中医药杂志，2009，24（01）：7－12．

［53］郭倩倩，赵帅，苏懿．中医体质分类与肺癌预后因素相关性分析［J］．辽宁中医药大学学报，2012，14（03）：112－115．

［54］张新渝．黄帝内经·灵枢［M］．成都：四川科学技术出版社，2008．

［55］陈玉琴，杨晓军．和谐养生大智慧［M］．北京：新世界出版社，2009．

［56］纪大元．敲胆经［M］．北京：经济日报出版社，2008．

［57］牛慧祥．敲胆经治百病［M］．武汉：长江文艺出版社，2010．

［58］王永炎，常富业，杨宝琴．病络与络病对比研究［J］．北京中医药大学学报，2005（03）：1－6．

［59］王永炎，杨宝琴，黄启福．络脉络病与病络［J］．北京中医药大学学报，2003（04）：1－2．

［60］苏化，李世杰，熊绍权．基于"伏阳—病络"论肿瘤复发与转移的病机［J］．江苏中医药，2018，50（09）：11－12．

［61］唐冠豪，苏丽，李平．基于"稳化生、扶正气、清瘤毒、调病络"理念治疗

晚期恶性肿瘤探讨 [J]. 安徽中医药大学学报，2019，38（05）：45－47.

[62] 王弼. 周易 [M]. 台湾：台湾商务印书馆股份有限公司，2011.

[63] 李居明. 李居明谈四季人生－春夏卷 [M]. 南昌：江西高校出版社，2010.

[64] 李居明. 李居明谈四季人生－秋冬卷 [M]. 南昌：江西高校出版社，2010.

[65] 马王堆汉墓帛书整理小组. 五十二病方 [M]. 北京：文物出版社，1979.

[66] 郭志邃. 痧胀玉衡 [M]. 北京：人民卫生出版社. 1995.

[67] 明岚. 刮痧法探源 [J]. 中华医史杂志，2004（03）：25.

[68] 杨金生，闫孝诚. 保健刮痧师 初级技能 中级技能 高级技能 [M]. 北京：中国劳动社会保障出版社. 2005.

[69] Ashford T P, Porter K R. Cytoplasmic components in hepatic cell lysosomes [J]. J Cell Biol, 1962, 12: 198－202.

[70] Kang M, Lee K H, Lee H S. Concurrent Autophagy Inhibition Overcomes the Resistance of Epidermal Growth Factor Receptor Tyrosine Kinase Inhibitors in Human Bladder Cancer Cells [J]. Int J Mol Sci, 2017, 18（2）.

[71] 范修琦，陈玉龙，吴耀松. 中医药调控自噬防治肿瘤 [J]. 中医学报，2019，34（12）：2542－2548.

[72] 张介宾. 类经 [M]. 上海：上海古籍出版社，1991.

[73] 李玉宾. 破解中医治病密码 [M]. 北京：人民军医出版社，2010.

[74] 简文静. 自拟止痛膏治疗中重度癌性疼痛的临床疗效观察 [D]. 广州中医药大学，2010.

[75] 程玲. 穴位埋线联合双柏散外敷治疗癌性疼痛的临床观察 [D]. 广州中医药大学，2014.

[76] 董琴晖. 加味六磨汤灌肠治疗阳虚型癌性便秘的临床疗效观察 [D]. 广州中医药大学，2011.

[77] 李志明，董琴晖，陈高峰. 加味济川煎灌肠治疗恶性肿瘤患者便秘的临床观察 [J]. 新中医，2011，43（02）：100－101.

[78] 陈旦妃. 自拟固本安神汤治疗恶性肿瘤患者心肾不交型失眠的临床研究 [D]. 广州中医药大学，2017.

[79] 吕金胜. "胃三针" 防治化疗导致恶心呕吐的临床观察 [D]. 广州中医药大学，2012.

[80] 孙珍. 迎随补泻法穴位注射防治化疗恶心呕吐的临床研究 [D]. 广州中医药大学，2016.

[81] 李寿杰. 逐水膏外敷中极穴治疗脾肾阳虚型恶性腹水临床疗效观察 [D]. 广

州中医药大学，2010.

［82］李寿杰. 逐水膏外敷中极穴治疗脾肾阳虚型恶性腹水临床疗效观察［J］. 实用中西医结合临床，2015，15（12）：25－27.

［83］付啸峰. 当归芍药散加味治疗肝脾血瘀型恶性腹水临床观察［D］. 广州中医药大学，2013.

［84］王晓晗. 益气温阳法治疗肿瘤性发热的临床疗效观察［D］. 广州中医药大学，2009.

［85］周仲瑛. 中医内科学［M］. 北京：人民卫生出版社，2008.

［86］周岱翰，林丽珠. 中医肿瘤食疗学［M］. 贵阳：贵州科技出版社，2003.

# 后 记

1988年，我从江西中医药大学毕业后，便长期从事中医内科工作，并无专业分科。1995年晋升为主治医师后医院要求定专业，我前往福建省肿瘤医院肿瘤内科进修学习肿瘤的综合治疗和预防，这才与肿瘤科结下不解之缘。那时在临床中遇到的肿瘤患者还很少，肿瘤科一直附属在其他临床科室内，很难独立成科。而在20多年后的今天，肿瘤科独立成科已是一件再正常不过的事。随着科技的发展，各种各样新的肿瘤治疗方法层出不穷，但肿瘤患者却越治越多。各大医院的肿瘤科患者人数爆满，病房越来越大却依旧"人满为患"，病床数目越来越多却依旧"供不应求"。

在从事肿瘤防治工作的30多年里，看着人们对肿瘤从一无所知到谈"瘤"色变，我一直在寻求更加有效的治疗方法。然而，随着中西医之间发展差距的逐渐拉大，越来越多的肿瘤患者前期首选西医治疗，西医治疗无效后才来寻求中医治疗，但这时往往已病至晚期，中西医皆束手无策，只能眼看着患者的生命走到尽头。也有一些晚期肿瘤患者在中医药的长期治疗下，疾病向愈，病情好转，这样的例子在各大中医院肿瘤科亦不少见。我也治疗过很多晚期肿瘤患者，深感现在西医治疗肿瘤的思路存在一定问题，尤其是在亲人罹患乳腺癌后，这种感受变得更加深刻——纯西医的治疗方法是行不通的。我深深认同中国抗癌协会会长樊代明院士的话："现在治疗癌症都是以杀死癌细胞为目的，怎么杀？外科医生挖肉，内科医生下毒，放疗科医生烤电，都是以杀死癌细胞为主。最后癌细胞活着，患者却没能活过来。"

肿瘤属于身体内乱，这种内乱是由内外失衡导致的。正所谓"正气存内，邪不可干""虚邪贼风，避之有时"，我认为，正气亏虚、阳气不足、外感六淫和内伤七情所导致的深度郁滞反复作用于人体，最终形成了肿瘤。无论是内因还是外因，肿瘤形成的本质都是"本气自病"，是土枢四象，一气周流，如环无端的正常状态产生异常。因此，在人体本虚的状态下采用单纯"一刀切"的治疗方法是行不通的，不能一切了之。"切"不能解决全部问题，我认为，正确的方法是消灭和改造并举。同时，人体具有强大的自我修复能力，这种自我修复的能力是天生的，可以被激发出来，又称为自愈力。我认为医学的主要目的是以退为进，帮助患者逐渐激发自身防御机制，促进患者自我修复。肿瘤作为一种深度郁滞的疾病，患者在使用药物治疗后往往会出现一些身体反应，如短时间汗出、皮疹、腹泻等，这是人体自我修复能力被激活的表现，无须过分担忧。

基于以上认识和现实存在的问题，我选择回归经典，勤求古训，博采众方，重新学习《黄帝内经》《伤寒论》《四圣心源》《圆运动的古中医学》等古籍，从《孙秉严治疗肿瘤临床经验》和台湾医师倪海夏的治疗思想中寻找发光点，并在临床上不断尝试新的肿瘤辨证治疗方法，力求将各肿瘤医家的思想融会贯通。通过系统学习，我发现各门派对肿瘤治疗均有不同的体会，因此我对一些我认同并且在临床运用中取得了一定疗效的方法和思想进行了总结梳理，结合我个人临床工作的体会，形成了"围三留一，开门逐寇"的肿瘤治疗思路，并将其辑而成书，希望能给肿瘤科同道和患者及其家属一定的启发和帮助。

这本书由我主编，由广东省第二中医院肿瘤科高海利医生以及我的学生吴晋芳反复揣摩完成。为了进一步挖掘、发扬书中各位医家的学术思想和宝贵经验，不断提高中医、中西医结合诊治水平，满足广大中医、中西医结合工作者学习的需求，我们也会继续将收集工作做下去。希望本书能够开拓广大肿瘤科医务工作者的临床思维，起到抛砖引玉的作用。在本书的编写过程中，我们尽可能做到去伪存真、去粗取精，以便同行医家参考和学习，但由于编者水平有限，编写时间较短，难免有疏漏之处，欢迎同道们批评指正。

陈高峰

2020 年 3 月 25 日